AF316122

ÉLÉMENS D'HIPPIATRIQUE,

OU

NOUVEAUX PRINCIPES

SUR LA CONNOISSANCE

ET SUR LA MÉDECINE DES CHEVAUX,

Par M. BOURGELAT *Ecuïer du Roi,*
Chef de son Académie établie à Lyon.

TOME SECOND,

PREMIERE PARTIE,

Contenant un Abbrégé Hypposteologique, Myo-
logique & Angeïologique.

A LYON,

Chez {
HENRI DECLAUSTRE, Libraire-Imprimeur
ruë Neuve,
Les FRERES DUPLAIN, Libraires ruë Mercière.

M. DCC. LI.

Avec Approbation & Privilége du Roi.

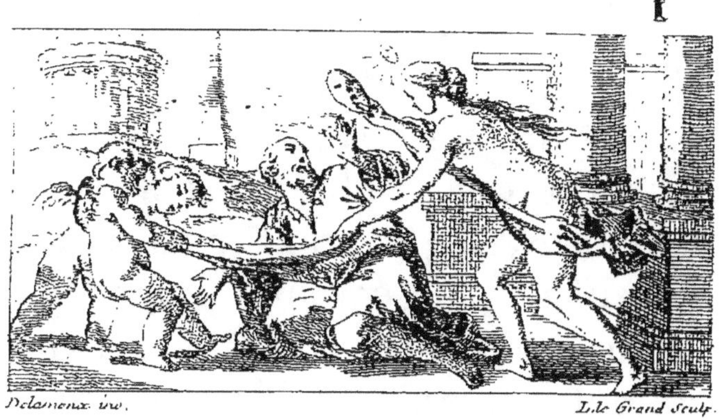

DISCOURS
PRÉLIMINAIRE.

LES progrès de l'esprit humain dans les scien-ces seroient infiniment bornés, si les génies qui les ont cultivées n'avoient simplement envisagé que la surface & les de-hors des objets divers qu'elles pré-sentent & qu'elles embrassent ; des travaux qui ne s'étendent pas au

Tome II. *Part.* I.　　　　ã

de-là de la superficie ne font en effet que des ébauches toûjours imparfaites, le plus fouvent méprifables, & d'autant plus dangereufes, que communément & notre aveuglement & notre amour propre nous font entrevoir dans les notions foibles & incomplettes qui en réfultent les limites & le terme de toutes les vérités.

La certitude téméraire de les avoir atteint, ces limites, eft le partage ordinaire d'une ignorance groffière, qui méconnoît le doute même. Des hommes vraiment éclairés ne fe livreront jamais au chimérique efpoir d'y parvenir ; les efforts qu'ils font pour en approcher ne leur montrent qu'une immenfité qu'il ne leur eft pas poffible de franchir,

& les traits de lumière qui les frapent ne fervent qu'à les convaincre plus fenfiblement de leur infuffifance & de leur foibleffe.

L'impuiffance dans laquelle nous fommes de tout comprendre, de tout embraffer & de tout faifir ne doit pas néanmoins autorifer en nous le dégoût, & nous précipiter dans le découragement. S'il eft à craindre que des idées préfomptueufes nous portent à mefurer l'étenduë des arts à celle de nos connoiffances, une timidité blâmable qui groffiroit fans ceffe les difficultés à nos yeux, & nous vouëroit fans réferve à l'inaction, ne feroit pas moins à redouter. Les objets les plus fimples, il eft vrai, ne fçauroient être épuifés ; mais ce qu'il nous eft permis d'en découvrir

ã ij

nous eft toûjours utile : on peut jouïr de l'avantage de l'opulence , fans être en poffeffion de tous les threfors ; & fi les richeffes acquifes ne fatisfont qu'une partie de nos befoins, au moins nous font-elles de quelque fecours & nous fauvent-elles des horreurs de l'indigence.

Ne nous perfuadons pas cependant que tous les biens dont nous nous croïons pourvûs aïent une valeur réelle ; le plus grand nombre de ceux que nous nous vantons d'avoir en notre pouvoir annonce plutôt la ftérilité que l'abondance : & pour en faire une jufte appréciation, il s'agiroit de féparer exactement la vérité de l'erreur ; mais il n'arrive que trop fréquemment que l'une & l'autre font tellement déguifées, liées &

confonduës, que les nuances font imperceptibles ; ou fi les diffé-rences font plus marquées, elles nous échappent aifément, par-ce qu'elles ne peuvent être apper-çuës fans un grand fond de con-noiffances néceffaires à ce choix.

J'avouërai néanmoins que fi l'on confidére fans prévention l'é-tat actuel de l'Hippiatrique, il ne faut pas un difcernement bien profond pour tirer le voile. Soit que les obftacles que nous aurions eu à vaincre aïent d'abord abbatu notre courage, foit plutôt qu'un vain orgueil, qui domine princi-palement aujourd'hui une foule d'hommes décififs, un monde de connoiffeurs que nous rencon-trons à chaque pas, ait été la fource de notre indifférence pour acquerir, il eft certain qu'elle n'a

ã iij

pas même encore la forme méthodique qui conſtituë véritablement un art : & quelle pourroit être la conſiſtance d'une ſcience étaïée ſur des faits auſſi incertains que les jugemens de ceux qui les ont obſervés, redigée ſans ordre, dont les préceptes n'ont aucune ſuite, aucune liaiſon, qui n'admet & ne connoît ni combinaiſons, ni conſéquences, élevée en un mot ſur le fondement de quelques principes tirés du cahos d'une expérience informe, dont le faux n'a pas ſeulement l'avantage d'être caché ſous le maſque impoſant des apparences du vrai ?

Ouvrons Aldovrande, ce Naturaliſte incomparable, Conrad Geſner, cet Ecrivain infatigable & laborieux, ſurnommé avec raiſon le Pline de l'Allemagne, &

le Recueil curieux intitulé *Scrip-
tores rei rustica veteres, &c.* im-
primé à Leipsic par les soins de
Mathias Gesner, Professeur à Got-
tinguen. Les uns & les autres de
ces compilateurs ont extrait des
ouvrages grecs & latins tout ce
que Xenophon , Herodote, Pla-
ton , Aristote, Pollux , Columelle, Varron, Erithrée , Caton , Ab-
syrthe , Hierocles , Oppian , Pe-
lagonius , Theoreste, Hipocrate ,
Anatolius , Theomneste , Eumele,
Aphricanus , Dydime , Berytius ,
Democrite , Pamphile , Diopha-
nes , Vegece , Palladius , Plutar-
que , Camerarius , Hezychius ,
Varinus , Ruellius , Laurentius
Russius , Archedeme , Apulée ,
Cassianus , Fronto , Damageron,
ont dit & pensé sur la science , la
connoissance & la médecine du

Cheval ; mais que nous offrent
cette collection & cet assemblage
de fragmens épars en mille endroits, si ce n'est une preuve plus
manifeste & plus évidente des
écarts dont sont capables les génies les plus heureux, lorsqu'ils
n'ont pas la prudence de se taire
sur des objets qu'ils n'ont qu'ef-
fleurés ?

Se persuaderoit - on aisément
que c'est principalement à Aristote & à Vegece que nous devons toutes ces idées puériles que
nous avons encore aujourd'hui
sur les influences des astres, sur
la variété des robes & des marques, sur les replis de la peau,
pour juger de l'âge de l'Animal ?
Soupçonneroit-on le prémier d'a-
voir écrit que les Chevaux boi-
vent de l'eau trouble pour que

leurs veines fe rempliffent davantage ? Croiroit-on qu'un homme
tel que Xenophon ait voulu décider des allures du Cheval par la
hauteur de fes talons, de fa bonne
volonté par les cercles de l'ongle,
de la bonté de fes pieds par le fon
qu'ils rendent en frapant à terre,
de la force de fes membres *par le
peu de veines* qui entreront dans
leur compofition, de fa comple-
xion & de fon tempérament par
la longueur de fes oreilles ? Ima-
gineroit-on que Rafis ait pu dire
que l'Animal marchant fur les
traces d'un loup tombe fur le
champ dans l'immobilité ? & re-
connoîtroit-on enfin Columelle,
lorfqu'il fe flate de convaincre la
poftérité que, fans la participation
du mâle, & par le feul fecours,
la feule entremife du vent, une

Jument peut concevoir, créer & produire ?

Mais abandonnons ces siécles ténébreux, & cherchons des guides plus sûrs dans l'Italie, la mere & la maîtresse des sciences.

Quel enthousiaste que Pàsqual Caracciolo! quelle masse d'érudition! D'une monstrueuse fécondité naît une excessive disette: son ouvrage n'est en effet consacré qu'à la gloire du Cheval, & non à l'instruction des hommes; la mémoire s'y perd dans un abîme immense de faits historiques; l'esprit y est sans cesse transporté de régions en régions, de contrées en contrées, il se fatigue & s'épuise dans les courses inutiles qu'il fait; à peine voudroit-il se fixer sur un objet, qu'il est entraîné vers un autre; l'Epi-

taphe & l'Histoire de Bucephale
& de Pegase, l'explication de la
mistérieuse allégorie de Bellero-
phon, l'Histoire d'Arion, la description des armures des Anciens
& des soldats d'Alexandre, le
pain dont ils étoient nourris, l'utilité de l'Arithmétique, les loix
observées à Athênes, l'amour de
Caligula pour son Cheval, la fidélité de celui de Nicomede, qui
mourut & qui ne put survivre à
la perte de son maître, les devoirs
des Capitaines, la victoire que
remporta Charles VIII. Roi de
France contre un Duc de Milan,
la gloire de Charles-quint, la di-
gnité des Dictateurs & des Am-
bassadeurs, le char de Pompée
tiré par des éléphans, l'éloquence
de Ciceron, les noms divers ac-
cordés aux Ecuïers & aux Che-

vaux, les préceptes d'Euripide à son fils sur la discipline de la Cavalerie, le nombre des Phalanges Macédoniennes, l'institution des Jeux Olimpiques, les combats des Gladiateurs, la justice des guerres selon les loix militaires, le ton & la manière dont Hector parloit à son Cheval, la génération des Hippocentaures, les louanges dûës à la taciturnité des Lacédémoniens, à l'adresse & à la légèreté des Numides, l'origine du nom de la Lune, ses effets sur les corps, la science des langues possédée par Mithridate, la signification des planettes, des principes sur la lumière & sur les couleurs ; que sçais-je enfin ? l'apparition de St. Jacques & de St. Pierre sur des Chevaux blancs, la statuë d'or élevée à Delphes à l'honneur de ces Animaux, la généalogie de Jupiter, la valeur de Camille & de Semiramis, la victoire de Scipion sur Annibal, la fable de Castor & de Pollux, de Pelops & d'Hippodamie, sont les moindres bigarrures qui forment le tissu d'un livre qui ne contient d'ailleurs rien d'interessant & de vrai, & que l'on peut regarder comme un monument des égaremens d'une imagination surchargée par le poids & l'inutile fardeau d'un sçavoir que n'accompagna jamais le jugement.

Georgio Giordani, Michel Biondo, Marino Garsoni, Francesco Liberati, ne sont pas à beaucoup près aussi diffus ; mais ils ne sont ni moins secs, ni moins stériles. Le prémier nous a donné un Recueil de secrets dans lequel il fait consister toute la médecine des Chevaux : c'est ainsi que plusieurs personnes présentent à la crédulité du vulgaire des appas d'autant plus séduisans qu'ils flatent & son ignorance & sa paresse. Le second est un servile traducteur de Russius & de quelques Auteurs Grecs, dont il eût éternisé les erreurs, s'il ne fût lui-même tombé dans l'oubli. Enfin les travaux des deux autres se réduisent à une tradition de recettes, à un appareil singulier de médicamens, dont la force & les propriétés leur sont aussi inconnuës que la source & la cause des maladies pour la guérison desquelles ils les administrent & les prescrivent.

Il semble que par une espéce de barbarie commune à toutes

les Nations, l'Hippiatrique ait
été enfevelie dans un néant dont
elle ne peut être tirée. Un peu-
ple connu & diftingué par la profondeur & la fupériorité de fon
génie n'a pas à cet égard été plus
éclairé : on ne peut lire fans étonnement Bradley, Gibfon, Snape,
Bracken, Marckam, & l'on ne
s'accoûtume point à voir des Anglois nier l'exiftence du cerveau
dans le Cheval, foûtenir qu'il eft
dur & impénétrable, ordonner
l'amputation des tefticules pour
fauver l'Animal maniaque, remplir le fabot de fon & de fel dans
le cas d'une léthargie, peigner le
Cheval avec un peigne de fer dans
celui de la conftipation, cautéri-
fer & fcarifier les flancs dans les
maladies de la rate, chercher un
diffolvant pour débarraffer la vef-

ficule du fiel des calculs qui peuvent s'y former, tandifque le Cheval eft privé de cette veſſicule ; regarder en un mot l'éternuëment ou plutôt l'ébrouëment comme un mouvement du cerveau, qui pouſſant tout-à-coup quelques vapeurs par les narines, ſe décharge de ce qui lui eſt nuiſible.

Pierre à Naaldwyck, Hollandois, a vainement mis ſous un ſeul point de vûë tout ce qui regarde la nature, le choix, l'éducation, la diſcipline & la cure des Chevaux. De même que des vérités raſſemblées acquierent un nouveau degré de conviction, & deviennent plus lumineuſes les unes par les autres, des abſurdités réünies deviennent trop frapantes pour qu'elles ne ceſſent pas d'être un écueil funeſte & dangereux.

Loeneïſen

Loëneïsen augmenté par Trich-
ter est de tous les Ecrivains Alle-
mans le plus fatiguant & le plus
fastidieux : il est aride & prolixe
tout ensemble ; & ce ne peut être
qu'au desir qu'il a eu de construi-
re un in-folio que nous devons de
longues descriptions de chars , de
traînaux , de harnois de toute espéce, des détails infinis sur les devoirs des différens Officiers d'une
écurie, sur la manière de placer
un Prince à Cheval , sur les pré-
cautions dont on doit user envers
les Dames , sur les tournois, les
cavalcades, les pompes funébres ,
les révérences , les complimens,
sur nombre de petits tours ga-
lans qu'il est permis de jouer à
des amis , comme de faire devenir leurs Chevaux rétifs , de leur
ôter l'appétit, de les rendre boi-

teux & aveugles pour un moment, & mille autres superfluités dans le torrent desquelles le néceſſaire ſe trouveroit noïé, ſi tout ce qui eſt renfermé dans ce Volume monſtrueux n'étoit marqué au coin de l'inutilité.

Séuter, Martin Boëmen, Fayſer, Criſtoph Fonderaou, George Simon Winter, l'Auteur du Livre intitulé *Georgica curioſa*, ne différent point entr'eux, ſi l'on décide de leur capacité par leurs écrits : ce ſont les mêmes illuſions préſentées ſous des formes diverſes, la main qui les traveſtit ne ſçauroit les accréditer.

Mais pourquoi chercher dans des terres étrangères ce que nous poſſédons peut-être dans notre ſein ? Aucun climat n'eſt-il exempt de la contagion, & y auroit-il

donc quelque comparaison à faire
entre les Ecrivains François & tous
ceux dont je viens de parler ? Je
conviendrai ingenuëment que le
parallele ne compatiroit point
avec l'amour nationnal, fur tout
fi en analifant trois Auteurs qui
ont réüni leurs lumières & con-
fondu leurs travaux, je difois
qu'ils nous ont propofé pour maxi-
me, qu'il n'eft qu'une veine dans
le Cheval, laquelle eft dans le
foie la vraie fource & fontaine
du gros tuïau qui fait une féparation des membres & du corps,
courant par tout pour donner
nourriture à l'Animal Cavallin ;
qu'il eft deux fortes de fang, fçavoir, le fang vital & le fang principal; que le fang vital travaille
toûjours quand l'Animal dort, &
que le fang principal font des vei-

nes du fang mû ; qu'il part enfin de la tête du Cheval un nerf blanc, qui prend fon origine au bout du nez & fait fon étenduë au deffus du col, fuivant l'épine du dos, les quatre membres, & s'arrêtant aux quatre pieds, &c. mais je me bornerai à l'examen des ouvrages de M. de Soleyfel & de Gafpard Saunier, & je laif-ferai en arrière les productions de ceux qui les ont précédés & de ceux qui les ont fuivis, les pré-miers ne pouvant efpérer de fe trouver ici placés dans un jour fa-vorable, & les feconds n'aïant pas même ofé devenir leurs ri-vaux, puifqu'ils n'ont été que leurs copiftes.

Pour apprécier avec fuccès le fruit des veilles de ces deux hom-mes illuftres parmi nous, il s'agit

d'ufer d'une fage & prudente re-
tenuë. La vérité n'offre fouvent
qu'une lumière importune à des
efprits préoccupés ; toûjours
prompts à fe révolter & difficiles
à vaincre, les opinions qu'ils ont
adoptées depuis long-tems leur
font fi cheres, qu'ils n'y renon-
cent qu'avec peine, & leur réfiftance eft d'autant plus obftinée,
que l'habitude de croire femble
leur garantir l'évidence de leurs
idées, tandifque d'un autre côté
leur amour propre s'efforce de
réalifer la chimère qui les féduit.
Je ne propofe donc aux nombreux partifans de l'un & de l'autre que de fimples réflexions,
eux feuls auront le droit de pro-
noncer.

Jamais homme ne réünit autant de fuffrages en fa faveur

que M. de Soleysel ; son exacte probité suffit pour nous assurer de la pureté des motifs de ses travaux. Plus occupé du bien public & des progrès de son art, que sensible à la gloire qu'il pouvoit se promettre, il n'ambitionna de s'instruire que pour nous éclairer : il ne chercha point à se parer des dehors trompeurs & spécieux d'un faux sçavoir, qui masque & satisfait aujourd'hui l'insuffisance, & l'approbation universelle dont il a été honoré peut être regardée comme une juste récompense de son zèle ; mais les routes qu'il a choisies ne pouvoient le conduire au but auquel il aspiroit : il a fait tout ce qu'il a cru pouvoir ; mais il n'a pas fait tout ce qu'il auroit pu, s'il eût suivi d'autres voies, s'il n'eût pas toûjours marché dans le sentier étroit de l'empirisme, si loin d'interroger sans cesse le hazard, il eût consulté la nature, s'il n'eût pas en un mot pris constamment pour guides les effets obscurs & incertains de l'un, plutôt que les connoissances certaines qu'il auroit incontestablement puisées dans l'étude de l'autre. A quelles découvertes doit-on s'attendre en effet après des recherches aussi limitées ? L'art qui combat les maladies du Cheval n'est pas moins étendu que l'art qui combat les maladies de l'homme ; ils ont même une analogie, un rapport dont il n'est pas permis de douter : or si les tems où la Médecine étoit réduite à la science de quelques médicamens, dont une espéce d'instinct avoit

déterminé le choix & fuggéré l'u-
fage, font envifagés comme des
tems de ténébres & d'obfcurité ;
le moment préfent, qui eft marqué pour nous par le même point
d'aveuglement & d'ignorance,
fera-t'il compté comme un des
jours les plus brillans de l'Hippiatrique ?

L'ouvrage de M. de Soleyfel
contient & renferme le terme de
nos progrès : il n'eft donc pas
difficile d'en reconnoître les bornes. Ainfi nous flaterons-nous aujourd'hui d'être en état de traiter des maladies, lorfque nous
ne fçaurons qu'en multiplier les
noms, & que nous en ignore-
rons le caractère & les caufes ;
lorfque nous ne tirerons toutes
nos indications que de quelques
fymptômes vagues & généraux ;

lorſque nous n'accuſerons, dans
tous les cas qui ſe préſente-
ront, que les intempéries, le
froid, le chaud, le ſec, l'hu-
mide, l'effumation des parties
intérieures cauſée par fermentation, par ébullition, les eſprits corrompus qui pénétrent
les parties du corps de l'Animal
avec la même facilité que la lumière du Soleil paſſe au travers
d'un verre ; lorſque, ſans nous
embarraſſer de l'intérieur, nous
ne tenterons la guériſon des maladies extérieures que par la voie
des topiques ; lorſque nous comp-
terons les jours de la Lune & que
nous obſerverons les conſtella-
tions, pour juger de l'inſtant qui
doit fixer l'adminiſtration des re-
médes ; lorſqu'enfin nous ne nous
ſervirons d'une multitude innom-

brable de compofitions & de médicamens falutaires & bons en
eux-mêmes, & dont quelques-
uns fuffiroient à des mains habiles,
que par forme d'effai, d'épreu-
ves réïterées, en nous repofant
tranquillement du foin d'un fuccès heureux fur le fort ou fur
le tempérament de l'Animal ?
Imaginerons-nous encore poffé-
der la fcience de l'œconomie animale, la bafe, l'appui, la fource prémière des vérités médici-
nales, & croirons-nous en avoir
de juftes idées, en prononçant
hardiment que le cerveau eft un
chapiteau d'alambic, qui reçoit
des reins, de la rate, des poumons & du foie les vapeurs fub-
tiles qui lui font continuellement
portées par la *veine* cœliaque ; en
fuppofant qu'il eft dans l'auge un

réservoir particulier dans lequel l'humeur épaiſſe qui coule des naſaux de l'Animal, quand il jette, eſt dépoſée; en décidant avec confiance que les reins attirant comme une ventouſe toutes les ſéroſités des veines, provoqueront l'incontinence d'urine; que la pouſſe n'eſt autre choſe qu'une difficulté de reſpirer cauſée par l'embarras des poumons, par l'obſtruction des veines & des artères, & particulièrement du conduit & de l'égoût du poumon, qui ſe fait par le conduit des reins; en coupant la membrane clignotante, ou en arrachant les graiſſes qui défendent le globe de l'œil de la dureté des parois de l'orbite, pour mettre l'Animal à l'abri de toutes fluxions; en uſant, dans le cas où les deux ïeux feroient vivement endommagés, de la bizarre précaution d'en crever un pour que les efprits vifuels paffent à l'autre & le fortifient ; en barrant les veines dans une infinité d'occafions, par exemple, les jugulaires, pour arrêter l'impétuofité du fang qui fe porte au cerveau, les temporales, pour diminuer la quantité de celui qui fe diftribuë à l'œil, comme s'il nous étoit permis à nous feuls de nous refufer à la lumière que nous a préfentée la découverte de la circulation, & d'ignorer le cours & la marche de ce fluide, qui du centre fe porte aux extrémités par les artères, & revient des extrémités au centre par les vaiffeaux veineux ? Telle eft cependant la force & le concours des principes sur lesquels est étaïée une pratique généralement admirée, & qui nous inspire une confiance téméraire, que l'on distingueroit à peine de l'assurance solide que donnent à d'autres l'évidence & la certitude de la vérité.

Les recettes de Gaspard Saunier sont en moins grand nombre ; il a eu moins de sectateurs. Ses écrits, dans lesquels les dénominations des maladies tiennent lieu de définitions, sont les fastes de la longue expérience de son pere & de la sienne. Je le vois néanmoins percer avec un poinçon ou avec une alêne la cloison cartilagineuse des nasaux, & souffler dans ces cavités de la poudre d'ellebore & d'euphorbe, pour soulager l'Animal dans une fiévre ardente accompagnée de palpitation ; il coupe & arrache le muscle releveur de la lévre antérieure, qu'il ne regarde que comme une espéce de muscle, pour détourner les humeurs qui affluënt en trop grande abondance sur les yeux ; il introduit, dans le cas d'une retention d'urine, un morceau de baleine dans l'uréthre, aux risques, si son gonflement forme l'obstacle, d'en offenser le tissu, & sans espérance de parvenir à la vessie, puisque l'algalie singulière & non creuse dont il se sert pour cette opération n'a point de courbure, & qu'elle ne peut conséquemment suivre le canal dans le contour qu'il fait sous l'arcade cintrée du pubis ; il pratique enfin une ouverture au deſſus de l'anus , dans laquelle il place une canule , qu'il y fixe pour diminuer la dypſnée qui accompagne l'aſthme ou la pouſ-ſe , pour faciliter la reſpiration du Cheval , & pour favoriſer la ſortie de l'air par cette nouvelle voie. C'eſt donc envain qu'il ſe glorifie d'avoir ſéjourné dans des écuries, dans des haras, dans des manéges , & à l'armée , au milieu des Chevaux, pendant plus de quarante années. L'habitude naît du tems ; mais le ſçavoir ne naît pas de l'habitude ſeule : elle grave également en nous les im-preſſions du mauvais & du bon, du faux & du vrai ; c'eſt à l'eſ-prit & à la raiſon à en faire le choix : & ſi pluſieurs ſiécles réii-nis n'ont pu diſſiper encore les ténébres qui nous environnent , au moins devrions-nous être éclairés sur la frivolité d'un prétexte, à la faveur duquel souvent l'ignorance illustre l'ignorance & couronne l'erreur.

Quoi qu'il en soit, l'histoire de nos travaux & de nos prétenduës découvertes n'est autre chose que l'histoire de nos égaremens ; vainement nous flaterions-nous de trouver dans les ouvrages de ceux qui nous ont précédés les semences d'une doctrine sûre & lumineuse. Malgré le cri des préjugés populaires, réduisons-les à leur juste valeur ; nous n'y verrons que des fautes grossières, qui seront néanmoins des leçons instructives, si nous apprenons à les éviter. Privés par conséquent des secours utiles que dans les autres sciences on a l'avantage

de

de tirer de l'expérience hiftori-
que, c'eft-à-dire, de cette étude, qui nous rendant propres
les travaux de toutes les nations
& de tous les fiécles, nous fait
participer à leurs lumières; ce
n'eft qu'en ouvrant & en fouil-
lant dans le livre de la nature
même, que nous acquerrons des
connoiffances certaines : à peine
fe fera-t'elle montrée à nous,
que tout preftige & toute illu-
fion cefferont; nous ne cherche-
rons qu'à opérer fur des vérités,
qu'à en faifir le fil, qu'à les fui-
vre auffi loin qu'elles pourront
s'étendre. L'Hippiatrique fe propofe la confervation du corps du
Cheval; fon objet eft de le maintenir dans une parfaite intégrité,
& de remédier aux accidens qui
peuvent porter le trouble & le dé-

rangement dans l'œconomie de la machine : or comment préviendrons - nous ces troubles & parerons-nous à ce dérangement, ſi nous ne connoiſſons & la ſtructure & les fonctions des parties qui peuvent être altérées? Il s'agit donc de borner à ce point nos prémières recherches : la décompoſition de l'Animal nous montrera le nœud où ſe réüniſſent une multitude de faits importans ſur leſquels nous devons néceſſairement fixer nos regards, ſi nous voulons enſuite établir & fonder avec quelque ſuccès les obſervations ſur la théorie & la théorie ſur les obſervations.

A peine entrai-je dans la carrière que je cours, que tel fut auſſi le projet que je formai ; mais l'Anatomie eſt une ſcience

épineuse, rebutante & d'un difficile accès : les diflensions des
Anatomiftes, la varieté continuelle de leurs opinions fur la conformation & la compofition des
parties, même les plus fenfibles
& les plus apparentes, fuffifent
pour nous prouver le vuide des
idées de ceux qui fe perfuadent
ou qui voudroient perfuader
qu'elle n'exige que de la mémoire, des mains & des yeux.
Rien n'égaloit donc en apparen-
ce la témérité de mon entreprife : l'inexactitude & l'infidélité
des defcriptions que nous a laif-
fées Ruini, l'impoffibilité d'ap-
pliquer au corps de l'Animal les
découvertes fans nombre que l'on
a faites par la voie de la diffection des cadavres humains, fem-
bloient d'un côté me ravir tout

espoir, & m'ôter toute reſſour-
ce : d'une autre part, l'Anatomie purement ſpéculative ne
pouvoit m'être d'une utilité véritable ; on ne s'y livre point uniquement ſans s'abuſer ; ſi l'eſprit
n'eſt ſecouru par les ſens, il ne
ſaiſit que l'ombre de la réalité
des objets qu'il enviſage ; qu'on
nous les repeigne tels qu'ils ſont,
nous nous les repréſenterons toûjours tels qu'ils ne ſont pas. L'imagination échauffée, par exemple, à la lecture de la relation
de quelque païs, ſe tranſporte
ſur le champ ſur les lieux, elle
s'en forme des images, elle les
parcourt rapidement ; mais l'inſ-
pection eſt le réveil qui détruit
les illuſions du ſonge, & les yeux
ouverts n'apperçoivent plus les
traces & les veſtiges du tableau

que nous nous étions fait. Il en
est ainsi des livres qui renferme-
roient les expositions anatomiques les plus exactes & les plus
circonstanciées ; si nous ne joi-
gnons aux instructions qu'ils nous
présentent des travaux particuliers sur le corps même , je les
regarde comme une lumière écla-
tante dont il ne résulte néanmoins pour nous , eu égard à
notre position, que la sombre &
l'oblique clarté d'un faux jour.

Mais armé du scalpel, & dans
la sincère résolution de vaincre
la répugnance qu'inspire la vûë
des objets les plus dégoûtans , je
ne pouvois marcher encore sans
appui. La dissection n'est point
un jeu ; quand on ne la consi-
déreroit que comme un acte absolument méchanique , il faut

toûjours que des guides éclairés nous indiquent les routes. Des Anatomistes consommés ont pris souvent les rudimens des enveloppes pour de véritables membranes : comment donc, en nous présentant avec hardiesse pour la prémière fois devant le cadavre, distinguerions-nous les ligamens des cartilages, les tendons des ligamens, les nerfs des tendons, les artères des veines ? comment reconnoîtrions-nous les muscles, leurs intersections, les glandes, les viscères, les divers canaux fécrétoires ? Ces notions ne font encore que des notions générales, qui ne conduisent qu'à la féparation des piéces que la nature a placées dans les corps pour des ufages refpectifs. Il eft de plus important d'examiner attentivement leur forme, leur poſition, leur connexion, leur tiſſu ; de leur aſſigner des bornes ; de les enviſager ſous toutes les faces ; de varier nos procédés, pour trouver dans des méthodes différentes la preuve de la vérité de notre opération ; de tirer en un mot de la conſidération exacte de tous ces points divers la connoiſſance de leurs rapports, de leurs fonctions, & de leur néceſſité : or ces recherches ne ſont point à la portée des efforts d'un homme nouveau, ſeul & livré à lui-même ; elles demandent une ſagacité, ſans laquelle l'induſtrie la plus opiniâtre s'épuiſe & court vainement après le bien qu'elle pourſuit.

Au milieu de tant de difficultés, il s'agiſſoit de trouver les moïens de parvenir au but vers lequel j'avois dirigé mes vûës. Le seul qui s'offrit à moi me condamnoit à un double travail ; mais il me promettoit en même tems un double avantage. L'obscurité qui me voiloit l'intérieur du Cheval ne pouvoit être dissipée que par le flambeau qui éclaire aujourd'hui les détours du corps humain. J'ai débuté par la dissection & l'étude profonde de l'un, j'ai fini par la dissection & l'examen réïteré & réfléchi des parties de l'autre ; de manière que par une sorte de restitution, l'Anatomie humaine s'est acquitée envers nous amplement & avec usure de ce que dès les prémiers tems elle dut à l'Anatomie des Animaux. Je pourrois néanmoins placer ici

un reproche auquel ces mêmes
Anatomistes se sont exposés : la
voie de la comparaison a été une
des principales sources de leur
progrès. Mais pourquoi porter
préférablement un œil curieux
dans les entrailles des brutes qui
nous sont inutiles, & à la con-
servation desquelles nous ne sommes point, ou nous ne sommes
que foiblement interessés ? Le
corps du Cheval n'étoit-il donc
pas pour eux un champ assez vaste & assez fertile ? Des parties
délicates, confuses & invisibles
dans nous n'auroient - elles pas
même été plus sensibles & plus
manifestes dans cet Animal, que
dans le chien ? Convenons de
bonne foi que si on n'eût pas
constamment dédaigné d'en dé-
mêler exactement les similitudes,

les rapports & les différences ,
nous ne nous verrions pas réduits à quelques obſervations
détachées , qui n'annoncent même dans les écrits de Blaſius , de
Willis , & de quelques grands
hommes , que notre indigence
& notre misère.

Le chemin que j'ai pris & que
j'ai ſuivi eſt ſans doute l'unique
qui puiſſe nous en affranchir ;
& ſi je ne peux me flater d'avoir
aſſez accumulé pour fournir à
l'Hippiatrique de grandes richeſ-
ſes , au moins les biens dont je
lui fais part n'auront-ils rien que
de ſolide & d'aſſuré.

Pour jetter les fondemens de
l'édifice nouveau que je me propoſe de conſtruire , je n'ai en
effet conſulté , lu & relu que
le livre original ; j'ai développé

plusieurs fois, & de mes propres mains, le tissu des parties que je vais décrire ; je me suis défié de mes yeux , j'en ai toûjours appellé à ceux de mes maîtres , je ne m'en suis pas même rapporté à ma mémoire ; surchargée par le nombre & la multitude des objets , elle n'auroit pu que m'être infidéle : à mesure que d'une main j'ai découvert avec le scalpel ce que je cherchois , j'ai tracé de l'autre sur le papier ce que j'ai trouvé & ce que j'ai apperçu ; en un mot , l'exposition anatomique que je donne aujourd'hui de la structure du corps du Cheval a été prise & tirée exactement du sujet même.

Je n'ai pu la renfermer dans un seul Volume ; je l'ai conséquemment divisée en deux parties , dont la prémière contient un traité des os , des muscles & des vaisseaux, & la seconde un traité des viscères. Mais des détails qui embrassent la machine entière ne peuvent être qu'infiniment abbrégés ; la vie de l'homme le plus pénétrant & le plus laborieux suffiroit à peine pour suivre la nature dans la composition d'une seule piéce : pourrois-je donc ne pas reconnoître d'avance le vuide considérable que j'aurois encore à remplir ? Ce qui feroit neanmoins très-capable de me rassurer à cet égard , c'est que dans des besoins aussi pressans que les nôtres, les moindres ressources doivent être précieuses ; outre que je n'ai pas senti la nécessité qu'il y avoit de me livrer à des recherches subtiles, & que j'ai cru pouvoir, sans tomber dans la stérilité, proportionner mes descriptions à la mesure d'intelligence & de capacité de la plûpart de ceux à qui cet ouvrage peut être utile.

Chacun des traités qui forment la première partie est précédé d'une explication générale, méchanique & phisique, non-seulement propre à instruire, mais à dédommager de la sécheresse de la matière à laquelle elle conduit : ces digressions phisiologiques délassent l'esprit en l'attachant. Je conviendrai cependant que je ne leur ai pas donné toute l'étenduë dont elles pouvoient être susceptibles, & j'ai de plus réservé une foule de matériaux pour le volume qui doit suivre ceux-ci. J'ai encore tâché d'éviter ces écarts, qui font plutôt la preuve de la fécondité du génie, que de fa folidité. Les fiftêmes & les hypothèfes font des écueils qui nous ferment & qui nous font perdre de vûë la voie qui mene à la vérité. Des fictions établies fur des poffibilités font féduifantes ; mais c'eft une raifon de plus pour les rejetter, car la vraifemblance eft le mafque de l'erreur : & fi des opinions ingénieufes en impofent d'abord, elles ne fatisfont pas long-tems l'orgueil qui les a produites, parce qu'elles font bientôt defavouées par la raifon, & démenties par la nature.

La defcription des os & des vaiffeaux principaux du Cheval ne m'a point arrêté ; mais la myotomie m'a jetté dans un véritable embarras : la difficulté de placer le Cheval dans des attitudes convenables pour en faire la diffection a été la moindre. Celle qui naît de la ftructure & de l'arrangement particulier de fes mufcles eft telle qu'elle eft capable de rebuter. Ceux de l'encolure, du dos, de l'épaule, du bras & de la cuiffe font en effet garnis & recouverts par des expanfions aponevrotiques, qui par leur adhérence & par leur prolongement nous cachent & nous dérobent les interfections. D'une autre part, ces aponevrofes font-elles enlevées? nous trouvons que ces mêmes mufcles communiquent fi fingulièrement les uns avec les autres, que l'on prendroit la plûpart d'entr'eux pour des muscles biceps ou triceps : ici ils se joignent par leurs parties charnuës, là ils sont confondus par leurs tendons ; de manière qu'il n'est pas possible de désigner positivement & surement leurs attaches fixes & mobiles, leur figure, leur grosseur & leur nombre, & que des Anatomistes qui travailleront séparément seront rarement d'accord sur ces points.

Si certains noms & certains mots ont effraïé plusieurs personnes qui ont jetté les yeux sur le prémier volume de l'Hippiatrique, sans doute qu'elles fuiront à l'ouïe ou à la lecture de ceux qu'elles trouveront écrits dans cette exposition anatomique. Je n'ai pu cependant me dispenser d'user des termes de l'Art. J'ai même employé,

emploïé, autant que je l'ai pu,
ceux dont se sont servis les Anatomistes du corps humain dans
la démonstration des parties de
ce même corps; & lorsque je n'ai
pu caractériser des muscles par
les mêmes dénominations, je les
ai nommés, à leur imitation, relativement à leur action ou à leurs
attaches. D'ailleurs, chaque scien-
ence a des expressions consacrées,
& qui lui sont propres & par-
ticuliéres : c'est à ceux qui veu-
lent s'y initier à en chercher la
signification , ou dans les définitions contenuës dans le Livre
même qui en traite , ou dans des
recueils de mots , c'est-à-dire ,
dans des Dictionnaires. Lorsqu'on
ne peut accuser un Auteur que
de cette sorte d'obscurité , le reproche tombe moins sur lui que

sur le Lecteur, qui fait sans s'en appercevoir & malgré lui l'humble & sincère aveu de son insuffisance & de sa paresse.

Quant au traité des viscères, ou à l'abbrégé Splanchnologique, il est d'autant plus exact que j'ai fidélement comparé les parties renfermées dans les trois cavités du corps du Cheval à celles qui sont renfermées dans les trois cavités de celui de l'homme ; & peut-être que les ressemblances & les différences que j'y ai observées suggéreront des idées qui contribuëront à des découvertes nouvelles. J'ai fait plus : je les ai décrit historiquement, j'ai agité des questions qui ont divisé de grands hommes, j'ai discuté leurs opinions, & j'ai supprimé en quelque façon les demandes ;

car elles ne subsistent qu'au commencement de chaque Chapitre,
de chaque Article & de chaque
Section, & seulement pour ne
pas changer entièrement la prémière forme de mon Ouvrage.
Au moïen de cette déférence,
ou si l'on veut, de cet acte de
soumission de ma part, on déci-
dera fort aisément la question de
sçavoir si le discours suivi doit
l'emporter sur le dialogisme, lorsqu'il s'agit d'instruire plutôt que
d'amuser. J'avois pensé que l'Hippiatrique étoit une science de
détail, que les moindres objets
qu'elle présentoit étoient essentiels & importans, que leur mul-
tiplicité étoit telle qu'elle pouvoit les rendre obscurs & con-
fus ; qu'il falloit les séparer &
les détacher, pour ainsi dire ; qu'il

ne pouvoit réfulter d'une lecture courante, s'il m'eft permis de m'exprimer ainfi, que des notions vagues & incomplettes ; qu'enfin, pour graver plus profondément dans l'efprit & dans la mémoire les préceptes de cet art, il étoit néceffaire de les offrir plufieurs fois à l'un & à l'autre, ou de forcer fouvent le Lecteur à revenir fur fes pas : j'avois même préféré le defir d'être inftructif, au plus brillant ornement du ftile, en me refufant aux tranfitions, qui lient & uniffent heureufement les fujets; mais on ne m'a pas tenu compte du facrifice : on a d'abord jugé du fond par la forme ; & tels, à qui cette même forme feroit nuifible par l'embarras dans lequel les précipiteroit la moindre in-

terrogation, n'ont entrevû au prémier afpect de cet Ouvrage qu'un
catéchifme de maximes triviales,
fe flatant fans doute de donner,
en le ravalant, une plus haute
idée de leur capacité & de leur
fçavoir. De vrais fçavans au contraire, dans les mains defquels
il eft tombé, ont prononcé, peut-
être avec plus de juftice, qu'il
étoit au deffus de la portée du
commun des hommes. Telle eft
l'incertitude & la variation des
jugemen humains; mais de toutes les contradictions, celle qui
naît d'une baffe & fervile jaloufie
eft toûjours la moins digne d'attention & la moins redoutable.

Je dois craindre à préfent les
traits d'une critique qui paroîtra
plus jufte & mieux fondée : on
me blâmera inconteftablement de

n'avoir pas joint des planches à cette expofition anatomique. Deux raifons très-plaufibles excuferont cette omiffion. Soit que les parties du corps humain aïent été mal préfentées aux yeux des Deffinateurs, foit que les Deffinateurs les aïent mal exprimées, il eft certain qu'il n'en eft point, ou qu'il en eft peu qui foient exactement renduës : or fi depuis des fiécles des Artiftes habiles font à peine parvenus à tracer avec une forte de fidélité des piéces préparées avec foin par les Anatomiftes les plus fameux, pouvois-je raifonnablement efpérer de réüffir dans cette entreprife ? En fecond lieu, dans quels frais immenfes ne m'auroit-elle pas engagé ? Des dépenfes de cette efpéce font fupérieures aux forces d'un Particulier, qui d'ailleurs s'épuife en multipliant fans ceffe les expériences. Je conviendrai néanmoins que j'aurois pu , à l'exemple d'un Auteur * que les Anglois ont traduit depuis peu , faire copier traits pour traits les fauffes & anciennes planches de Ruini , & les donner pour des planches que j'aurois fait graver d'après nature , aux rifques de les voir quelque jour enluminer à Londres chez Corbett ; mais on manque à ce qu'on fe doit à foi-même , lorfqu'on en impofe au Public , & l'on doit, fur tout après de longs détails & des recherches dont la difficulté rend toûjours les fautes inévitables , s'efforcer au moins par les preu-

* General Syftem of horfemanship in allit's Branches. London printed for e Corbett.

ves d'un vrai respect de mériter son indulgence.

Qu'il me soit permis au surplus, en terminant ce discours, de déclarer que je n'écris que pour ceux qui sçavent quelque chose & pour ceux qui ne sçavent rien : les prémiers doivent être mes juges, & je les adopte comme compétens : les seconds sont faits pour être instruits : à l'egard de ceux qui sçavent tout, ou qui croïent tout sçavoir , mon Ouvrage n'est pas fait pour eux. Il n'est donc pas difficile de conclure que je ne peux attendre & desirer que les conseils des prémiers , les progrès des seconds, & le silence des autres.

Lu & approuvé.

BRUHIER.

ÉLÉMENS

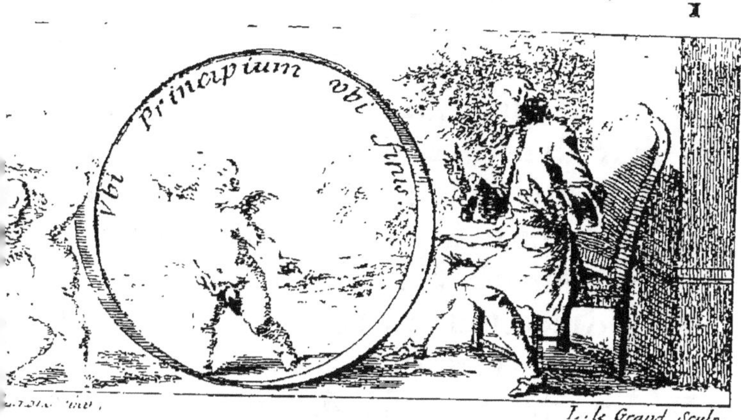

ÉLÉMENS
D'HIPPIATRIQUE.

DE L'ANATOMIE
EN GÉNÉRAL,

Et des parties qui concourent à former celles qui sont contenuës dans l'intérieur de l'Animal.

PRÉMIÈRE PARTIE.

D. QU'EST-ce que l'on entend par Anatomie ?

R. L'Anatomie, qui doit être considérée comme la base & le fondement de l'Hippiatrique, expose à nos yeux le nombre prodigieux des parties

dont eſt compoſé le corps de l'Animal, leurs différences, leurs rapports,
leur ſtructure & leur ſituation, &
je la définis une ſcience, ou un art
par le moïen duquel nous parvenons
avec ſuccès à la décompoſition ou à
la diſſection artificielle & comparée
des cadavres des Chevaux.

D. En combien de parties diviſe - t'on
ordinairement l'Anatomie ?

R. Je la diviſe prémièrement en deux
parties, ſçavoir, en Hippoſteologie &
en Sarcologie.

L'Hippoſteologie traite des parties
qui ont de la ſolidité, & que nous appellons parties dures.

La Sarcologie comprend généralement celles qui ſont molles; auſſi la
ſubdiviſe - t'on en Splanchnologie,
en Myologie, en Angeiologie, en
Névrologie & en Adénologie.

D. Qu'eſt - ce que la Splanchnologie ?

R. La Splanchnologie eſt le traité des
viſcères, la Myologie celui des muſcles, l'Angeiologie celui des vaiſſeaux,
la Névrologie celui des nerfs, enfin
l'Adénologie eſt le traité des glandes.

D. L'Animal eſt donc compoſé de viſcères, de muſcles, de vaiſſeaux, de
nerfs & de glandes ?

R. Pour vous donner une juſte idée de la conſtruction de la machine anima-le , je dois vous la faire enviſager comme un compoſé de vaiſſeaux, & conſéquemment vous y faire princi-palement obſerver deux ſortes de par-ties, c'eſt-à-dire, des parties ſolides & des parties fluides.

D. Qu'eſt-ce que vous nommez parties ſolides ?

R. J'appelle parties ſolides celles dans leſquelles les fluides ſont contenus, roulent & circulent ſans ceſſe ; elles ſont formées par une union & un aſſemblage de fibres.

D. Qu'eſt-ce que des fibres ?

R. Imaginez des filamens ou de petits corps extrêmement minces & déliés, capables de reſſort, doués d'élaſticité, & dont la ténuité eſt telle qu'ils ſe dérobent même à l'œil le plus perçant, c'eſt ce que nous appellons des fibres. Elles recoivent différens noms, ſelon la différence de leurs arrangemens, de leur direction, de leur ſubſtance, de leur ſtructure, de leur volume & de leurs uſages.

Il eſt neuf eſpéces de parties aux-quelles on peut rapporter toutes celles qu'elles forment, & qui fous le nom de folides entrent dans la compofition du corps de l'Animal ; ce font les os, les cartilages, les ligamens, les mem-branes, les vaiffeaux, les nerfs, les mufcles, les glandes & les vifcères : auffi difons-nous qu'il eft des fibres offeufes, nerveufes, cartilagineufes, ligamenteufes, tendineufes, mufcu-leufes, charnuës, &c. comme il en eft de longitudinales, de tranfverfa-les, d'obliques, de circulaires, de fpirales, &c.

D. Qu'eft-ce que les os ?

R. L'os eft un compofé de fibres diver-fement rangées, & dont le tiffu eft infiniment plus compact & plus ferré que celui de toutes les autres parties ; fa dureté naît de la plus grande in-timité de leur union, & ce degré de folidité étoit abfolument néceffaire, puifque c'eft de l'édifice offeux que dépend la ftabilité de la machine.

D. Qu'eft-ce que les cartilages ?

R. Les cartilages tiennent beaucoup de la nature de l'os. Ils n'en différent que du plus ou du moins de fermeté. Leur fubftance eft polie, élaftique, fouple & blanchâtre ; ils couvrent les os fujets au contact d'un os voisin à leurs extrémités. Continuellement arrosés & abbreuvés d'une matière ou d'une humeur mucilagineuse, ils conservent chaque articulation qu'ils revêtissent; & en parant à l'inconvénient qui résulteroit d'un frotement continuel & d'une collision violente, ils rendent les jointures infiniment plus mobiles.

Les uns font plus durs & deviennent osseux avec le tems, les autres font plus mols & composent même des parties comme les cartilages des nasaux & des oreilles: ceux-ci défendent des viscères, & tels font ceux qui joignent les côtes au sternum; d'autres enfin plus mols semblent tenir du ligament, & dès-lors ce font des cartilages ligamenteux.

D. Qu'est-ce que les ligamens?

R. Le ligament est un assemblage de parties fibreuses, blanches & plus flexibles que celles des cartilages. Selon l'usage dont il doit être, son tissu est plus ou moins fort; tantôt il borne, il garantit, il suspend d'autres parties: mais il unit principalement, & maintient les os unis, en leur servant d'attache.

A iij

D. Qu'eſt-ce que vous nommez mém-
brane ?

R. Les membranes ſont des tiſſus de fibres
croiſées & entrelaſſées en pluſieurs
ſens, mais preſque toûjours ſur un
même plan, comme des eſpéces de toiles plus étenduës que les ligamens,
& moins roides & moins fortes. Quelque fois on les appelle des lames.

Leurs différences ſe tirent de leur fineſſe ou de leur épaiſſeur, de leur ſubſtance, de leur figure, de leur ſituation & de leurs uſages.

Leur fineſſe ou leur épaiſſeur provient de la pluralité des fibres qui les
compoſent. On donne le nom de pellicules ou de tuniques aux portions
membraneuſes les plus minces, & qui
poſées les unes ſur les autres conſtrui-
ſent des tuïaux & même des viſcères.
De plus, ces pellicules uniſſent quelquefois des lames membraneuſes,
par le moïen d'un tiſſu particulier de
fibres, que l'on appelle tiſſu cellulaire
ou ſpongieux.

Quant à leur ſubſtance, il en eſt
de charnuës, il en eſt de ligamenteu-
ſes, d'aponevrotiques, &c.

Eu égard à leur figure, on les nomme

fac, poche, enveloppe, cloifons, &c.

Par rapport à leur fituation, on les nomme meninge au cerveau, plevre à la poitrine, periofte lorfqu'elles recouvrent les os, perichondre lorfqu'elles recouvrent les cartilages.

Enfin, elles tapiffent les principales cavités du corps ; elles forment tous les conduits qui fe diftribuënt dans toute l'étenduë de la machine pour la circulation des fucs dont elle a befoin ; elles compofent des parties confidérables, comme l'eftomac, les inteftins, la veffie ; & elles fervent d'organes aux fenfations extérieures.

D. Qu'eft-ce que vous entendez par vaiffeaux ?

R. Les vaiffeaux font formés par des membranes roulées en manière de tuïaux, ils font ronds, plus ou moins longs, & leur figure approche toûjours de celle d'un cône ; c'eft-à-dire, que depuis leur origine & leur bafe ils vont fans ceffe en diminuant, & fe divifent & fe fubdivifent en un nombre infini de ramifications, dont les dernières, à raifon de leur petiteffe, font connuës fous la dénomination de vaiffeaux capillaires.

A iiij

D. N'eſt-il pas pluſieurs ſortes de vaiſſeaux ?

R. Cet aſſemblage de vaiſſeaux qui conſ-
tituënt la machine animale entière
peut être rangé ſous quatre claſſes.

La prémière comprendra les nerfs
ou les vaiſſeaux nerveux, la ſeconde
les vaiſſeaux ſanguins, la troiſième les
vaiſſeaux limphatiques, & la quatrième un genre de vaiſſeaux particuliers
appellés ſécrétoires & excrétoires.

Les vaiſſeaux nerveux ou les nerfs
ſont des cordons blancs & cylindriques, dont la racine eſt dans la
moëlle allongée & dans la moëlle
de l'épine. Enveloppés dans des productions de la dure & de la pie mere,
ils ſe répandent dans toutes les parties du corps en une infinité de filets
& de filamens, & au moïen d'une
quantité conſidérable de ramifications.
On ne peut aſſurer que ces filets ſoient
vaſculeux, & ſoient autant de canaux
qui donnent paſſage à une liqueur ;
car ils n'ont point de cavité ſenſible :
mais il y a tout lieu de penſer qu'un
fluide très-ſubtil, qui n'eſt autre choſe
que ce que nous appellons eſprit animal, ſuc nerveux, les accompagne,

les pénétre & remplit leurs pores depuis leur origine jufqu'à leurs extrémités. Ils font dans l'Animal les principaux
organes des mouvemens & des fenfations.

Les vaiffeaux fanguins font de deux
fortes : les uns reçoivent le fang du
cœur, & le diftribuënt à toutes les parties du corps; on les nomme artères fanguines : les autres reçoivent le fang des
parties, & le rapportent au cœur ; on les
appelle veines, & l'on donne à quelques
uns de ces vaiffeaux le nom de finus.

Les artères fanguines font les plus
fortes, elles font compofées de plufieurs lames membraneufes douées de
beaucoup d'élafticité, ce qui les rend
fufceptibles de deux mouvemens, je
veux dire, de dilatation & de contraction. Le prémier, que l'on nomme
diaftôle, a lieu par la dilatation de
ces canaux artériels; le fecond réfulte de leur contraction, & a conféquemment lieu lorfqu'ils fe refferrent :
& ce font ces deux mouvemens op-
pofés qui forment le pouls.

Les veines font des vaiffeaux bien
moins forts, compofés également de
plufieurs lames membraneufes, mais

plus souples, plus minces & moins élastiques ; aussi n'ont-elles pas de mouvemens sensibles. Il est dans leur intérieur des valvules, principalement aux extrémités , placées à quelque distance les unes des autres, qui empêchent au sang, qui est rapporté de la circonférence au centre par ces vaisseaux veineux, de rétrograder , & de retourner en arrière.

Les gros troncs des artères & des veines se divisent en rameaux , en branches, en ramifications ; les dernières de ces ramifications sont appellées, ainsi que je l'ai observé , vaisseaux capillaires, à raison de leur finesse : & il est bon que vous sçachiez que les extrémités capillaires des artères fournissent aux extrémités capillaires des veines , & y transmettent le sang qui n'a pu servir à la nourriture des parties, pour être rapporté au cœur.

D. Vous avez compris dans la troisième classe des vaisseaux les vaisseaux limphatiques ?

R. Les vaisseaux limphatiques sont des tuïaux extrêmement fins, qui ont une tunique transparente & très - déliée ; ils sont destinés à charier une hu-

meur féreufe mêlée de particules nour-
ricières que l'on nomme la limphe.

Ces vaiffeaux fe divifent auffi en artères & en veines. Les artères limphatiques font les vaiffeaux qui partent des divifions des artères capillaires fanguines, & conduifent la limphe
dans toutes les parties du corps de
l'Animal : les veines limphatiques ne
font que la continuation des artères
du même nom ; elles rapportent une
portion de la limphe qui avoit été
diftribuée aux différentes parties par
les artères limphatiques, pour s'en
décharger enfuite dans les veines fanguines, &c.

Enfin les vaiffeaux que j'ai rangés
dans la quatrième claffe font ceux
par le moïen defquels les fécrétions
ou la féparation des liqueurs s'exécutent ; on les divife en fécrétoires &
en excrétoires.

Les tuïaux fécrétoires fervent à féparer du fang quelque liqueur particulière ; ils ne prennent pas naiffan-
ce dans la courbure de l'artère fangui-
ne, mais du vaiffeau limphatique,
afin que la liqueur fe filtre plus pai-
fiblement : quant aux canaux excré-

toires, ils font ordinairement plus forts
& plus opaques que les fécrétoires,
étant formés par leur réünion ; ils reçoivent la liqueur qui a été féparée,
ils la dépofent dans quelque partie ou
la tranfmettent au dehors.

D. Comment définirez-vous les mufcles?

R. Les mufcles font des faifceaux de fibres différemment rangées. On voit
dans chacun d'eux, excepté dans les
circulaires ou dans les mufcles creux,
trois parties, fçavoir, le milieu & les
extrémités. Le milieu, qu'on appelle
le ventre du mufcle, eft la partie la
plus groffe, la plus rouge & la feule
par laquelle s'exécute la fonction du
mufcle ; c'eft par cette raifon qu'on
le dit compofé de fibres motrices, &
c'eft auffi proprement ce qu'on appelle chair.

Les extrémités font deux, une de
chaque côté : elles font formées par
les mêmes fibres ; mais ces fibres font
plus ferrées, moins élaftiques & de
couleur blanche. Forment-elles des
corps ronds ? on les appelle des tendons. S'épanouiffent-elles en manière
de membranes ? on les nomme des
aponevrofes ? C'eft par ces extrémités

que les muscles sont attachés aux os
ou aux parties qu'ils doivent mouvoir,
ils sont les instrumens du mouvement.
D. Ne m'expliquerez-vous pas aussi ce
que c'est que l'on nomme glandes ?
R. Les glandes sont des parties le plus
souvent de figure ronde ou ovalaire,
formées par l'entrelassement, le concours, les plis & les replis des vaisseaux capillaires de toute espéce, c'est-
à-dire, des artères, des veines sanguines, des vaisseaux limphatiques, nerveux
& excrétoires ; elles sont enfermées
dans une capsule membraneuse.

Leurs usages nous en font distinguer de deux sortes, sçavoir, de conglobées & de conglomerées.

Les conglobées sont celles qui ne
forment qu'un même corps, & qui
ne servent qu'à séparer ou perfectionner la limphe ; elles atténuënt & sub-
tilisent les molécules qui la composent : telles sont par exemple les glandes inguinales & mesenteriques ; ces
dernières perfectionnent aussi le chile.

Les conglomerées sont ordinairement composées de plusieurs grains
glanduleux, & séparent du sang quelque liqueur particulière ; ainsi le foie

sépare la bilë, les reins l'urine, & les glandes salivaires la salive.

Enfin, les dernières des neuf parties que j'ai cru devoir vous faire envisager en vous parlant des parties solides du corps du Cheval, sont les viscères; & nous entendons par viscères toutes celles qui servent aux fonctions vitales ou naturelles, comme le cerveau, les poumons, le cœur, le foie, l'estomac, les intestins, les reins, &c.

D. Après m'avoir défini si nettement les solides, pourriez-vous me laisser quelque chose à desirer sur les fluides ?

R. J'entens par fluides des molécules très-déliées qui cédent au moindre attouchement, qui se séparent, qui se heurtent à l'envi, & roulent les unes sur les autres : & s'il n'est pas dans tout le corps de l'Animal un seul point où il n'y ait des vaisseaux, il s'ensuit que les fluides sont répandus dans toute l'étenduë de la machine.

D. Les liquides y sont donc par tout les mêmes ?

R. Non, mais ils partent tous d'une même source, ils ont tous une même origine, ils émanent du même principe, qui est le sang : ainsi quand, en

parlant de la circulation en général,
on nomme les fluides, les liquides ou
les humeurs, c'eſt toûjours du ſang
que l'on prétend parler.

D. Mais la bile eſt un fluide, l'urine
eſt un liquide, la ſalive eſt une humeur, & cependant je n'entrevois aucune conformité entr'elles & le ſang?

R. L'aſſemblage des liqueurs vives &
actives, qui coulent & circulent dans
les ſolides avec un ordre meſuré, mer-
veilleux & étonnant, eſt dans le ſang,
il les contient toutes; ainſi les humeurs
principales d'où dérivent toutes les
autres ſont le chile & le ſang proprement dit.

D. Qu'eſt-ce que c'eſt donc que le chile?

R. Le chile eſt une liqueur blanche,
laiteuſe, différente du ſang en couleur, en ſaveur & en conſiſtance;
c'eſt un mêlange de phlegme, de ſel,
de ſoufre & de terre, réſultant des
alimens, ſoit qu'ils ſoient tranſmis au
Poulain dans le ventre de la Jument
par le cordon ombilical, ſoit que l'A-
nimal hors du ventre de ſa mere s'en
ſoit nourri lui-même.

De ce mêlange & de cette liqueur
réſulte le ſang; & s'il y a une différen-

ce eſſentielle dans la ſaveur, dans la conſiſtance & dans la couleur de ces deux humeurs, c'eſt par les changemens qui s'opérent dans le corps de l'Animal au moïen de la circulation.

Au ſurplus, la formation du chile s'exécute par différentes préparations, ſçavoir, dans la bouche, dans l'eſtomac & dans les inteſtins, où il acheve de ſe perfectionner.

D. Qu'eſt-ce que le ſang ?

R. Le ſang eſt une liqueur rouge, dont la conſiſtance eſt plus ſolide que celle de l'eau ; il eſt contenu dans les vaiſſeaux que j'ai nommés artères & veines ſanguines.

On y conſidére deux parties, ſçavoir, la partie rouge ou globuleuſe, & la partie blanche ou la limphe. Ces deux parties circulent-elles enſemble ? elles paroiſſent homogenes & n'en faire qu'une. Le ſang eſt-il hors des vaiſſeaux ? elles ſe ſéparent ſenſiblement ; la prémière ſe coagule, & la ſeconde eſt aqueuſe : c'eſt ce que l'on appelle la ſéroſité du ſang.

La limphe elle-même eſt en partie gelatineuſe, & en partie ſéreuſe ; contenuë dans les vaiſſeaux limphatiques,

elle

elle porte dans tout le corps la nourriture & la matière des filtrations, &
revient ensuite se rendre dans les veines sanguines. Sa portion gélatineuse
ressemble assez par son mucilage à un
blanc d'œuf, elle se durcit à une légère chaleur.

Il est encore d'autres humeurs qui
participent aux mouvemens différens
du sang, qui se trouvent mêlées &
confonduës avec lui, & dont elles font
une production : suffisamment atté-
nuées, elles se séparent dans les glandes conglomerées par le moïen des
vaisseaux sécrétoires, & cette sépara-
tion est, comme vous vous le rappellez, ce que l'on nomme sécrétion.

D. Quelles sont ces autres humeurs ?

R. Les unes sont repompées, & se mê-
lent de nouveau dans la masse du
sang ; on les appelle recrémens ou
humeurs recrémentitielles.

Les autres n'ont plus de commer-
ce avec le sang, & sont jettées en dehors ; on les nomme excrémens.

Enfin il en est dont une partie est
jettée hors des voies de la circulation,
& l'autre rentre dans le torrent ;
& celles-là sont appellées excrémens

Tome II. Part. I. B

recrémentitiels : c'eſt ainſi que ſe diviſent toutes les liqueurs émanées du ſang.

R. Pour que cette diviſion ſoit encore
plus intelligible , donnez - moi quelques exemples des recrémens , des excrémens , & des excrémens recrémentitiels ?

R. Nous plaçons dans la cathégorie des
recrémens , ou des humeurs recrémentitielles , les eſprits animaux , la
ſéroſité des ventricules du cerveau
& du cervelet , la liqueur du pericar-
de , la ſynovie , la moëlle , la graiſſe ,
le ſuc nourricier , &c. ainſi , par
exemple , les eſprits animaux qui ſe
ſéparent dans le cerveau , qui in-
fluënt ſur toutes les parties du corps ,
auxquelles ils donnent le mouvement
& le ſentiment , ne ſont regardés
comme une humeur recrémentitielle ,
que parce que le réſidu de ces mêmes eſprits reprend les voies de la
circulation & va ſouffrir dans le cerveau de nouvelles préparations : ainſi
le ſuc nourricier encore , qui n'eſt
autre choſe qu'une limphe atténuée ,
continuellement portée dans toutes
les parties de la machine par les artères ſanguines , de - là dans les artères

limphatiques, n'eſt cenſé recrément, que parce que le réſidu en eſt repris par autant de veines limphatiques qui le rapportent dans les veines ſanguines.

Les excrémens ou humeurs excrémentitielles ſont l'urine, la matière de l'inſenſible tranſpiration, celle de la ſueur, l'humeur muqueuſe, &c.

Les excrémens recrémentitiels ſont la ſalive, la bile, le ſuc inteſtinal, &c.

Du reſte, je crois devoir ne pas m'étendre davantage quant à préſent ſur cette matière, d'autant plus que je n'ai prétendu, en vous donnant ces ſimples définitions, que vous diſpoſer à entendre & à comprendre parfaitement l'expoſition anatomique que je me propoſe de vous faire de la ſtructure du corps du Cheval, expoſition anatomique que je m'efforcerai de rendre claire, nette, préciſe & diſtincte, & que je commencerai par un abbrégé Hippoſteologique.

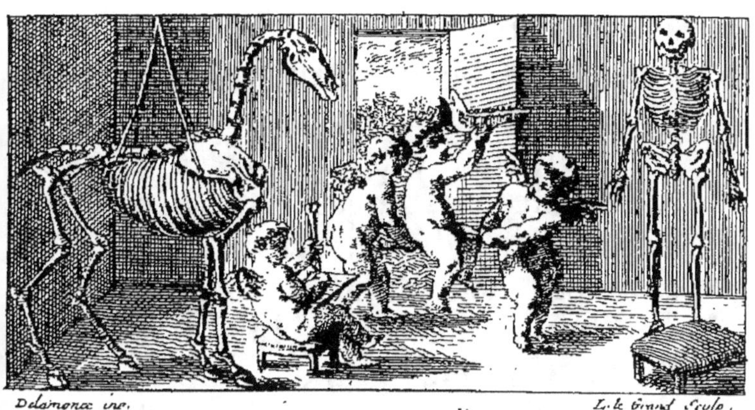

ABBRÉGÉ

HIPPOSTEOLOGIQUE.

CHAPITRE PRE'MIER.

De l'Hippostéologie & des os en général.

D. **V**O U S m'avez appris que l'Hippostéologie est une partie de l'Anatomie du Cheval, qui traite des os de cet Animal : mais de quelle utilité peut-elle nous être ?

R. Si l'Hippostéologie nous instruit

de la nature des os , de leur conformation, de leur structure , de leurs
parties , de leur grandeur , de leurs
noms, de leur situation, de leur connexion & de leurs usages ; si les os forment
la charpente de toute la machine , s'ils
sont par leur solidité le soûtien de
l'édifice entier , s'ils lui servent de
base , si le plus grand nombre d'entr'eux est soumis à l'action & à la
puissance des muscles qui tournent ,
meuvent & font agir ces parties, immobiles par elles-mêmes , quel avantage
ne retirerez-vous pas des lumières que
vous puiserez dans l'Hipposteologie ,
puisque non-seulement elle vous offre
des connoissances sur tout ce qui peut
concerner chaque os en particulier ,
& sur les mouvemens auxquels il est
possible de déterminer l'Animal conséquemment à leurs différentes articulations ; mais qu'elle vous dispose
encore à la science des opérations
diverses qui résultent des forces mouvantes destinées à les mettre en jeu ,
& auxquelles ils fournissent des attaches ?

D. L'objet de l'Hipposteologie n'est
donc autre chose que le corps du
Cheval ?

R. Le corps du Cheval confidéré en général, c'eſt-à-dire, enviſagé comme un compoſé de parties différentes, eſt l'objet de l'Anatomie entière; mais l'objet de l'Hippoſteologie ſe borne à l'examen du ſquelette de l'Animal: ce mot d'Hippoſteologie eſt tiré du Grec ἵππος Cheval, ὀστέον os, λόγος diſcours, diſcours ſur les os du Cheval.

D. Qu'entendez-vous par ſquelette?

R. J'entens par ſquelette l'aſſemblage ordonné, ſimmétrique & régulier de tous les os, ſoit que le ſquelette ſoit naturel, ſoit que le ſquelette ſoit artificiel. Ce mot dérive du Grec σκελετόν, qui ſignifie aride, deſſéché, du verbe σκέλλω, *exſicco*, je deſſéche.

D. Qu'eſt-ce que vous appellez ſquelette artificiel?

R. Le ſquelette artificiel eſt celui dont les os après avoir été ſéparés & deſunis, ont été rejoints enſemble & remis dans leur diſpoſition naturelle, au moïen de quelque lien artificiel & étranger, comme, par exemple, du fil de laiton; tandiſque nous nommons ſquelette naturel celui dont les os ſont unis en conſéquence de

B iiij

De l'Hip-
poſteolo-
gie et des
os en ge-
ne'ral.

leurs propres ligamens, & dans lequel on obſerve encore les cartilages.

D. Je ſçais que les os ſont des parties inſenſibles, plus ou moins blanches, les plus dures, les plus ſolides & les plus compactes de toutes celles qui entrent dans la compoſition du corps de l'Animal ; mais daignez m'apprendre comment ils ſont formés ?

R. Il eſt indubitable que les os ſont mols dans leur origine, & qu'ils paſſent, avant d'acquerir la ſolidité qui les diſtingue des parties molles, par tous les degrés d'accroiſſement & de conſiſtance. Prenons-les dans leur état de molleſſe, c'eſt-à-dire, dans l'embrion, nous les verrons tiſſus de pluſieurs filets ſimples, ou de fibres qui peuvent être elles - mêmes vaſculeuſes & contenir des humeurs ; ou s'il en eſt de parfaitement ſolides, elles ſont entourées de vaiſſeaux. Ces fibres oſſeuſes, quoiqu'entièrement ſemblables à des ſtries de blanc d'œuf, & conſéquemment molles & mobiles en tous ſens dans le principe de leur formation, ſont néanmoins compoſées de parties beaucoup plus ſerrées,

& dont la cohésion est naturellement
plus intime que celle des fibres dont
sont formées les autres parties du
corps de l'Animal ; & c'est la cohésion plus intime de leurs parties in-
tégrantes que je regarde comme le
commencement & la prémière cause
de leur solidité, tandisque d'une autre part cette solidité augmente toûjours de plus en plus, en conséquence & à raison de la nature de l'humeur qui s'y porte & qui y est re-
tenuë.

D. Est-il donc une humeur particulière
qui se porte à l'os & qui y est re-
tenuë ?

R. Non assurément, l'humeur dont je
parle n'est autre chose que le sang.
Nesbit dit avoir découvert dans celui
qui se porte aux os de l'homme des
particules raboteuses destinées à leur
nourriture ; mais vous sçavez qu'il renferme des parties terreuses & mucilagineuses, comme il en contient d'a-
queuses & de sulphureuses : tant que
ces parties ne rencontrent aucun obstacle qui suspende, interrompe ou
gêne leur cours , elles circulent dans
tout le corps. Supposons donc que par

une cause quelconque, & dans des vaisseaux d'un petit diamétre la circulation soit un peu moins facile ; sans doute que les parties les plus grossières & les plus visqueuses seront celles qui s'arrêteront les prémières, & dont la progression & le mouvement circulaire sera rallenti ou suspendu. Or si les fibres qui doivent former les os sont plus roides & moins flexibles, non-seulement la force sistaltique est moindre en elles, mais les petits vaisseaux en sont plus contraints, & les liqueurs y seront chariées avec moins de promptitude & d'aisance ; de-là la stagnation des parties terreuses & mucilagineuses de l'humeur, qui parvenuës à l'extrémité des petits vaisseaux, s'y arrêteront, s'y durciront par leur séjour, prendront corps avec le vaisseau même, l'obstruëront, & acquerront de la solidité : aussi voïons-nous que la couleur rouge de l'os diminuë, & que sa consistance augmente en dureté à proportion de l'âge du fétus, parce que les liqueurs n'ont plus un libre passage. Ainsi d'une part la nature & la sécheresse des humeurs, de l'autre le moins de liquide dans

ces parties, font les deux caufes efficien-
tes de l'endurciffement des os, mais qui
dépendent elles-mêmes de la prémière
difpofition des fibres dont ils font compofés, & qui, comme je l'ai dit, font dès
le prémier moment de leur formation
plus ferrées, plus unies, plus cohérentes,
moins flexibles & moins fouples que
celles des autres parties, ce qui fait que
ce font régulièrement & toûjours les
mêmes qui s'offifient.

D. Comment les os ainfi parvenus à
leur degré de confiftance & de folidité font-ils nourris & entretenus dans
cet état ?

R. Si les canaux dont je viens de parler
ont été, à raifon de leur fineffe, embarraffés & obftrués par les parties terreu-
fes & mucilagineufes, de manière
que l'impoffibilité dans laquelle ils
font d'admettre aucun liquide les
empêche de fervir ou de prendre part
à la circulation; il n'en eft pas de même des vaiffeaux dont le diamétre eft
plus confidérable, & qui n'aïant pas
été fufceptibles des mêmes engorgemens, permettent toûjours le paffage à
des liqueurs : or, c'eft d'eux feuls que
les os tirent leur nourriture. Ils péné-

trent dans la substance osseuse par des ouvertures que l'on apperçoit aisément dans les os macérés ou qui ont bouillis ; & quoiqu'ils y soient dispersés en petit nombre, ils sont suffisans pour y porter la matière du suc nourricier. Il ne s'agit point en effet de renouveller les parties déjà solides, puisqu'elles ne souffrent aucun changement ; ainsi ce suc doit simplement s'adapter & se joindre aux tuïaux mêmes, qui capables de mouvement, sont encore dans le cas de perdre de leur substance , & les seuls qui puissent avoir besoin d'être réparés. De plus, ces vaisseaux sont non-seulement destinés à opérer la nutrition de ces parties , mais à fournir à la moëlle ou au suc moëlleux. J'observerai encore qu'ils ne sont point ici distribués comme dans tout le reste du corps de l'Animal ; car les veines n'accompagnent pas les artères, elles prennent d'autres routes pour rapporter le sang.

D. Comment vous proposez-vous de me faire envisager les os ?

R. Nous les considérerons, 1°. Eu égard à leur structure interne , & eu égard à leur conformation externe : 2°. Eu

égard à leur connexion : 3°. Eu égard
à leurs ufages.

Par rapport à leur ftructure interne,
nous en examinerons, & la fubftance, & les cavités intérieures.

J'entens par ce mot de fubftance
le tiffu qui réfulte du plan général
& de l'arrangement des fibres offeufes.
Non-feulement ces fibres forment des
os de diverfes figures, mais je les
trouve difpofécs différemment dans
chaque os en particulier, enforte
qu'elles y font plus ou moins rappro-
chées ou plus ou moins éloignées les
unes des autres.

Les fibres extérieures, & dans la
partie moïenne des os, font toûjours
extrêmement ferrées : de l'intimité
de leur union naît une fubftance
compacte.

Ces mêmes fibres à l'extrémité des
os cylindriques s'écartent, elles laiffent
entr'elles des intervalles : de-là le volume plus confidérable de l'os en cet
endroit, & du moins de folidité de
cette partie naît une fubftance fpongieufe, qui fe rencontre auffi dans les
os plats, & que l'on nomme diploé
dans les os du crâne.

Enfin dans les cavités des os longs & cylindriques plufieurs de ces fibres fe féparent vifiblement les unes des autres; en s'avançant irrégulièrement dans ces mêmes cavités, elles compofent une efpéce de réfeau, & c'eft cette efpéce de réfeau que l'on appelle fubftance réticulaire.

D. On reconnoît donc dans les os trois fortes de fubftances, c'eft-à-dire, la fubftance compacte, la fubftance fpongieufe & la fubftance réticulaire?

R. La difpofition différente des fibres a donné lieu à cette divifion. La fubftance compacte eft celle qui forme le corps de l'os, qui en détermine la figure, qui en fait & en conftituë la force; elle eft la plus extérieure & la plus blanche.

La fubftance fpongieufe eft dans les extrémités des os longs qui ont des cavités, ou dans tout le milieu des os plats qui n'en ont point; les intervalles des fibres que l'on y obferve font autant de cellules qui communiquent enfemble & qui reçoivent les vaiffeaux fanguins qui y dépofent un fuc gras, connu fous le nom de fuc moëlleux.

La subſtance réticulaire, enfin, eſt seulement dans les cavités des os longs; elles eſt deſtinée à ſoûtenir la diſtribution des vaiſſeaux ſanguins qui fourniſſent la moëlle, & à ſupporter la moëlle elle-même.

D. Qu'eſt-ce que vous entendez par les cavités intérieures de l'os ?

R. J'en diſtingue trois ſortes. Les pré-mières ſont les grandes cavités inter-nes, qui ſont principalement dans le milieu des os longs, & dans leſquel-les ſe trouve le tiſſu réticulaire. Les ſecondes ſont les cellules ou les inter-valles de la portion ou de la ſubſtan-ce ſpongieuſe : & les troiſièmes ne ſont autre choſe que les pores ou les con-duits, dont les uns très-déliés s'éva-nouiſſent & ſe perdent dans la ſubſ-tance de l'os, tandis que les autres plus gros, en ſuivant des routes obli-ques, la percent & la pénétrent entiè-rement.

C'eſt de ces petits conduits ou de ces pores que j'ai prétendu parler, lorſ-que je vous ai dit que les vaiſſeaux qui ſervent à l'entretien & à la nour-riture des os, ainſi qu'à fournir à la moëlle & au ſuc moëlleux, s'introduiſoient dans la ſubſtance oſſeuſe & la traverſoient par de petites ouvertures.

D. Je ne ſçaurois vous déguiſer mon étonnement. Selon vous ces vaiſſeaux fourniſſent à la moëlle & au ſuc moëlleux ; il eſt néanmoins des perſonnes qui penſent que les os dans le Cheval en ſont totalement dépourvus ?

R. C'eſt une erreur dont vous reviendrez bientôt, & vous allez vous convaincre par vous-même de l'exiſtence de l'une & de l'autre. Examinez ces petites cavités cellulaires, vous y remarquerez un ſuc onctueux & liquide, qui eſt préciſément ce que j'ai appellé ſuc moëlleux : voïez dans la grande cavité de ces os longs cette moëlle en maſſe, enveloppée d'une membrane extrêmement délicate, qui peut être enviſagée comme un perioſte interne ; & décidez à préſent ſi le ſentiment & l'opinion qui cauſoient votre ſurpriſe ſont fondés ſur des preuves bien ſolides & ſur des faits bien certains.

D. Mais quels peuvent être les uſages de la moëlle ? les os en tirent-ils leur nourriture ?

R. Non, cette huile médullaire, ici d'une conſiſtance

consiftance plus ferme, là d'une confiftance plus molle, féparée du fang
artériel par les vaiffeaux dont j'ai parlé, & par ceux dont le periofte interne eft tapiffé, après être fortie de ces
canaux s'extravafe ; fa portion la plus
liquide tranfude à travers la fubftance des os par leurs porofités feulement,
fans qu'il y ait à cet effet des vaiffeaux
particuliers : ainfi on peut avancer, fans
crainte de s'égarer, que la moëlle, ainfi
que le fuc moëlleux, corrige la rigidi-
té des fibres, donne pour ainfi dire
de la foupleffe à la fubftance offeufe,
& la rend moins féche, moins fra-
gile & moins caffante.

D. La conformation extérieure des os
nous préfente-t'elle beaucoup d'objets ?

R. Le volume des os, leur figure, leurs
parties, leurs éminences, leurs cavités, leurs inégalités, tout eft également intereffant, & mérite de votre part
une attention fingulière.

Quant à leur volume, il en eft de
gros, de moïens & de petits.

Par rapport à leur configuration,
ils varient en conféquence de la difpofition & de l'arrangement divers des
fibres qui les compofent. Sont-elles

comme des faiſceaux joints enſemble en manière de cylindre ? il en réſultera des os cylindriques. Forment-elles des lames applaties ? ce ſeront des os plats, tels que ceux du crâne & de l'omoplate : & ainſi des autres fibres oſſeuſes.

D. Définiſſez-moi ce que vous entendez par les parties des os ?

R. J'entens par les parties des os certaines portions de leur ſurface externe, que je diviſe différemment, & que leur étenduë, leur forme & leur ſituation détermine. Ainſi dans les os longs je diſtingue un corps ou une partie moïenne, & deux extrémités, l'une ſupérieure ou antérieure, l'autre inférieure ou poſtérieure. Dans les os plats je reconnois deux faces, l'une interne, l'autre externe ; des angles, une baſe, des bords & des parties latérales.

D. C'eſt ſans doute dans la ſurface de chaque piéce oſſeuſe que vous obſervez des éminences ?

R. Non-ſeulement j'y obſerve des éminences, mais des cavités & des inégalités.

J'appelle éminence tout allongement, toute saillie, toute élevation qui se remarque extérieurement à l'os. Celles qui sont continuës avec l'os, & qui forment un seul & un même corps avec lui, se nomment apophises : celles qui y sont simplement contiguës, & qui y paroissent comme rapportées & comme unies, s'appellent épiphises ; elles se joignent avec l'âge si étroitement au corps de l'os, qu'elles deviennent apophises.

De l'Hip-
posteolo-
gie et des
os en ge'-
ne'ral.

Ces deux sortes d'éminences reçoivent encore d'autres dénominations en conséquence de leur figure. Remarque-t'on à leur surface une convexité, un arrondissement & une égalité ? on les nomme têtes : sont-elles applaties de côté & d'autre ? elles prennent le nom de condyles sont-elles irrégulières & raboteuses ? on leur donne celui de tuberosité : évasées dans leurs extrémités, sont-elles étroites dans leur milieu ? on les appelle col. Enfin lorsque ces éminences sont aiguës ou en pointes, on les nomme épines ou épineuses, & crêtes si elles sont longues & tranchantes.

Il en est encore d'obliques, de transverses, de supérieures & d'inférieures ; le femur a deux tuberosités, que l'on appelle trochanter ; en un mot, je vous en ferai connoître que nous nommons stiloïdes, condiloïdes, coracoïdes, mastoïdes, &c.

Les cavités ne sont pas moins différentes entr'elles, & en moins grand nombre que les éminences.

Je prétens par ce terme de cavité exprimer en général tous les enfoncemens que vous appercevrez à la partie externe des os que nous examinerons en détail.

Les unes logent les parties molles, comme le cerveau, les yeux ; les autres reçoivent des parties dures, comme celles qui sont destinées à l'emboitement de l'éminence d'un autre os.

Les prémières sont des fosses, lorsque leur ouverture est large ; des sinus, lorsque leur entrée est plus étroite que le fond ; des fossettes, quand elles sont petites ; des trous, quand elles percent d'outre en outre ; des fentes, quand l'épaisseur de l'os est percée par une ouverture longue & étroite ; des canaux ou des conduits, lorsqu'elles cheminent en manière de tuïau ; des pores, lorsque ces canaux ou ces conduits font extrêmement déliés ou comme imperceptibles; des gouttières, lorfqu'elles forment des demi canaux longs & ouverts ; des rainures , des canelures, des fillons, quand ces demi canaux font fort étroits, fuperficiels & en quantité ; des finuofités , quand elles donnent paffage à des tendons ; des fciffures, lorfqu'elles reçoivent des vaiffeaux fanguins & des nerfs ; des échancrures, quand le bord de l'os eft comme entaillé ; enfin on les appelle labirinthe , lorfque après plufieurs contours cachés elles communiquent entr'elles.

Les fecondes cavités, je veux dire celles qui reçoivent des parties dures, fe diftinguent par leur plus ou moins de profondeur.

Les plus profondes fe nomment cotyloïdes ; & telle eft celle qui reçoit la tête du femur : les autres s'appellent alveoles; telles font celles dans lefquelles les dents de l'Animal font fichées & enclavées.

Les moins profondes font dites glenoïdes ; telle eft celle de l'omoplate.

A l'égard des inégalités fuperficielles, ou elles fervent aux infertions

des tendons, ou elles servent à attacher des muscles : ainsi on les nomme facetes, empreintes, impressions,
traces, marques tendineuses, musculaires, ligamenteuses, &c.

D. On ne peut être plus satisfait que
je le suis de tout ce que je viens d'entendre : mais il me semble que vous
n'avez point encore fait mention de
la connexion des os ?

R. L'union & l'assemblage différent de
toutes les piéces osseuses dont le squelette est composé porte en général
le nom d'articulation, à l'exception de
cette liaison naturelle & intime, par
laquelle deux os séparés dans le Poulain n'en forment plus qu'un seul dans
le Cheval ; car cette liaison naturelle
& intime se nomme simphise.

La plus grande partie de ces piéces
destinées à l'exécution de certains mouvemens ont entr'elles un rapport &
une convenance d'où dépend la facilité, la liberté & la possibilité de leur
action ; d'autres toûjours immobiles,
mais non moins bien assorties, sont ar-
rêtées fixément ensemble ; d'autres enfin maintenuës par des intermédes,
tels que des cartilages & des liga-

mens, participent, & de la mobilité des unes, & de l'immobilité des autres. Il est donc, à proprement parler, trois sortes d'articulations, la prémière sans mouvement, la seconde avec mouvement, la troisième sans mouvement & avec mouvement, & celle - ci est une articulation mixte.

L'articulation immobile a lieu de deux manières: elle se fait ou par engrenure, ou par trou & par cheville; par engrenure, lorsque la connexion est telle qu'elle est affermie par des dentelures & des enfoncemens qui se répondent, de façon que ces éminences & ces cavités sont réciproquement & mutuellement reçuës les unes dans les autres, & c'est ce que nous appellons suture; par trou & par cheville, lorsque l'os est enchassé & fiché dans la cavité, comme le seroit une cheville dans un trou: telle est l'articulation des dents, à laquelle on a donné le nom de gomphose.

Les articulations mobiles peuvent toutes se rapporter à quatre espéces de mouvemens, sçavoir, à celui de coulisse, de genou, de charnière & de pivot.

DE L'HIP-
POSTEOLO-
GIE ET DES
OS EN GE'-
NE'RAL.

C iiij

Le mouvement de couliſſe ſe fait quand deux os coulent & gliſſent l'un ſur l'autre, comme les vertébres par leurs apophiſes obliques.

Celui de genou, lorſque la tête d'un os ſe meut dans une cavité, comme la tête du femur dans la cavité de l'iſ-chion.

Le mouvement de charnière ne peut avoir ſon exécution que lorſque l'ex-trémité de l'os a deux éminences & une cavité, & que l'extrémité de l'os qui s'articule avec le prémier a deux cavités & une éminence; ou lorſqu'u-ne extrémité de l'os eſt reçuë par un os, & que ſon autre extrémité reçoit le même os; ou enfin, lorſqu'un os en reçoit deux autres, un à chaque extré-mité, comme les vertébres.

Enfin le mouvement de pivot a lieu lorſqu'un os conſidérable tourne ſur une pointe, comme la prémière verté-bre cervicale ſur l'apophiſe odontoï-de de la ſeconde.

L'articulation mixte eſt, par exem-ple, celle qui joint les vertébres par leur corps & à l'os ſacrum, ces os n'aïant qu'un mouvement de reſſort & de flexibilité proportionné à l'éten-

duë & au volume du cartilage qui les
unit, sans qu'ils puissent glisser les uns
sur les autres.

D. Mais il me paroît que tous les mouvemens dont vous venez de m'entretenir doivent produire des accidens
fréquens ; car il doit nécessairement
en résulter sur tout des articulations
mobiles, puisque leur jeu est toûjours
suivi d'une collision violente entre
des corps durs ?

R. Les accidens qui pourroient résulter
de cette collision ont assurément été
prévus. Toutes les parties des os destinés à se joindre à quelqu'autre, &
à exécuter des mouvemens, sont en
effet recouvertes d'un cartilage extrêmement adhérent, & ce cartilage lui-
même est rendu plus souple & plus
glissant, parce qu'il est continuellement abbreuvé par une humeur mucilagineuse que l'on nomme synovie.
Cette liqueur visqueuse, & semblable
à peu près à un mucilage liquide, est
fournie, selon quelques-uns, par des
glandes mucilagineuses, qui sont des
organes par lesquels le sang la dépose,
& en partie par les pores de la surface interne des ligamens capsulaires :

elle se répand entre les piéces articulées, elle en facilite les mouvemens,
elle empêche qu'elles ne se froissent,
& sans elle les cartilages dont il s'agit
se dessécheroient & s'useroient infailliblement.

D. Qu'est-ce que c'est que les ligamens
dont vous me parlez ?

R. La connexion des os est encore main-
tenuë & affermie par des ligamens
extrêmement forts, & dont la structure & la position varient selon les espéces des articulations. En général ils
sont presque tous placés en dehors,
quoique quelques - uns d'entr'eux
soient en dedans, comme par exemple le ligament rond qui attache la
tête du femur dans la cavité des os
des îles, le ligament qui attache le
tibia avec l'extrémité inférieure du
femur, & celui de la prémière vertébre qui affermit l'apophise odontoïde
de la seconde.

J'ai dit que leur structure & leur
position varient selon les espéces d'articulations : observez aussi que dans
toutes les articulations vous trouverez des ligamens larges, ou plutôt des
membranes ou des toiles ligamenteu-

ses qui envelopperont toute l'articulation, en s'attachant aux deux os qui
la forment ; & qui servant comme
de capsule à la synovie, s'opposeront
à l'écoulement & à la perte de cette
humeur. Voïez les articulations par
charnière : outre les ligamens capsulaires que je viens de vous faire remarquer, vous en découvrirez de latéraux situés en dehors des prémiers ;
& les parties où vous en rencontrerez
le plus de cette sorte sont les vertébres, les articulations du genou, des
jarrets, &c.

D. Je sçavois que les cartilages & les
ligamens sont regardés comme des
parties ministrantes des os ; mais je
serois très-curieux d'être instruit de
ce que vous pensez du perioste ?

R. Non-seulement les os sont revêtus
extérieurement d'une membrane, mais
leurs cartilages & leurs ligamens en
sont aussi pourvus ; celle des cartilages s'appelle, ainsi que je vous l'ai dit,
perichondre ; celle des ligamens peri-
desme, & celle des os perioste.

L'expansion membraneuse à laquelle on a donné ce nom est composée
de plusieurs plans de fibres particu-

lières. Le plan le plus interne eſt immédiatement adhérent à la ſurface
oſſeuſe, il y eſt attaché par quantité
de petites extrémités fibreuſes de tous
les plans qui s'engagent dans les pores de l'os. Cette membrane ne revêt
pas les portions couvertes par les cartilages, ni celles qui ſont occupées
pas les attaches des ligamens & les
tendons, ni les parties expoſées au
frotement; ſon uſage eſt de ſoûtenir
une infinité de vaiſſeaux capillaires
dont elle eſt percée, qui fourniſſent
la nourriture à la ſubſtance oſſeuſe &
à toutes les parties qui appartiennent
à l'os. Elle a une vertu de reſſort,
une faculté élaſtique, par le moïen de
laquelle elle tend à ſe reſſerrer, à revenir ſur elle-même, & à s'applanir
après qu'elle a été élevée par les petits
vaiſſeaux qui ſont entr'elle & l'os :
ainſi elle accélére la circulation du
ſang & de la limphe dans les parties
les plus reculées des fibres oſſeuſes.
Entremêlée d'ailleurs d'une quantité
de filamens nerveux, elle eſt d'un ſentiment exquis.

Enfin, vous attendez ſans doute
que je vous explique les fonctions

générales des os. Je vous en ai dé-
voilé les principales, en vous annon-
çant que de cet édifice osseux dépend
la force, la forme & l'attitude des
autres piéces qui composent le corps
de l'Animal. Les apophises & les épiphises donnent plus de fermeté &
d'assiette aux articulations, en augmen-
tant les points de contact; elles mul-
tiplient les insertions des muscles & les
attaches des ligamens, elles changent
les directions de plusieurs de ceux qui
passent auprès de l'axe du mouvement, & elles en facilitent l'action
par l'augmentation de l'angle d'in-
clinaison. Quant aux articulations
mobiles, elles servent aux différens
mouvemens & changemens de situation du corps & de ses parties. Au
surplus, l'envie que j'ai de répondre
à tout ce que vous pouvez exiger de
moi m'engagera à profiter de toutes
les occasions où je pourrai vous satis-
faire à cet égard ; & vous ne devez
pas douter qu'il ne s'en présente quelques - unes dans l'examen que nous
allons faire de chaque os dont ce
squelette est formé, & que, pour me
prescrire un ordre méthodique, je di-

visé en trois parties, sçavoir, en avant-
main, en corps & en arrière-main.

Dans l'avant-main je comprendrai
seulement la tête, les vertébres cervicales & les extrémités antérieures.

Dans le corps les vertébres dorsales & lombaires, les côtes & le sternum.

Dans l'arrière-main enfin le bassin & toute l'extrémité postérieure.

CHAPITRE SECOND.
Des os de l'avant-main.

ARTICLE PREMIER.

DES OS DE LA TETE.

D. NE faites - vous aucune division particulière de la tête ?

R. Je divise la tête du squelette en trois parties, sçavoir, en crâne, en mâchoire antérieure & en mâchoire postérieure. Considérons-la d'abord comme un composé de plusieurs os, dont les uns sont en nombre pair & les autres en nombre impair.

Ceux qui sont en nombre pair sont les parietaux, les temporaux, les angulaires, les zigomatiques, les maxillaires, les os du nez, les os du palais & les cornets du nez.

Les impairs sont le coronal, l'occipital, le sphenoïde, l'ethmoïde & le vomer, ainsi que l'os de la mâchoire postérieure.

Il en est qui sont uniquement des-

tinés à former la cavité du crâne,
les autres forment la mâchoire antérieure, ou bien les uns & les autres
font communs à ces deux parties.

Les os propres du crâne font l'os
frontal, l'os occipital, les deux pariétaux & les deux temporaux.

Ceux qui forment la mâchoire antérieure font les os du nez, les os angulaires, les zigomatiques, les maxillaires, les os du palais, les cornets
du nez, & le vomer.

Ceux qui font communs au crâne
& à la mâchoire antérieure font l'ethmoïde, ou l'os cribleux, & le sphenoïde.

Tous ces os font unis d'une manière qui ne leur permet aucun mouvement; ils font articulés par des futu-
res auxquelles on donne des noms,
ou tirés des os dont elles forment la
connexion, ou relatifs à leurs propres
figures : ainsi nous reconnoissons la
future frontale, qui unit le frontal aux
deux parietaux; la sagitale, qui unit
les deux parietaux l'un à l'autre; la
lambdoïde, qui joint les parietaux
à l'occipital; la temporale, qui unit
les temporaux aux parietaux; la transversale,

verſale, qui unit les os du nez
au frontal; la naſale, qui joint les os
du nez l'un à l'autre; l'angulaire, qui
joint l'os angulaire au frontal, aux
os du nez & aux maxillaires; la maxillaire, qui unit les maxillaires avec
les os du nez & les zigomatiques; la
ſphenoïdale qui joint le ſphenoïde
avec le frontal, les temporaux & les
os du palais; enfin l'ethmoïdale, qui
unit l'ethmoïde au frontal & au ſphenoïde, & la palatine, qui joint les os
du palais aux maxillaires & à ce même ſphenoïde, outre l'union & la
jonction plus intime de l'un & l'autre des maxillaires, union & jonction
que nous nommerons ſymphiſe.

Dans le Cheval la plûpart de ces
ſutures diſparoiſſent, parce que les os
s'uniſſent entièrement : on ne peut
donc plus les diſtinguer; d'ailleurs
cette connoiſſance ne préſente rien de
bien important & de bien utile pour
la pratique.

DES OS DU CRANE.

SECTION PRÉMIÉRE.

D. QU'eſt-ce que vous entendez préciſément par le crâne ?

R. Nous entendons préciſément par le crâne cette eſpéce de boëte formée par l'aſſemblage de l'os frontal, de l'os occipital, des deux parietaux, des deux temporaux, de l'ethmoïde & du ſphenoïde, & deſtinée à contenir, à loger & à renfermer cette maſſe connuë ſous la dénomination de cerveau, de cervelet & de moëlle allongée, qui dans le Cheval, ainſi que dans l'homme, eſt l'organe des organes, & un des prémiers mobiles de toute l'œconomie animale.

D. C'eſt ſans doute par l'os frontal que vous voulez commencer l'examen des os propres du crâne ?

R. L'os frontal, ainſi appellé parce qu'il forme le front, eſt diviſé en deux piéces dans le Poulain, & n'en fait plus qu'une ſeule dans le Cheval. J'obſerve d'abord que ſa partie inférieure & latérale préſente une légère foſſe, qui forme la partie ſupérieure de la foſſe orbitaire.

Confidérez-y de plus deux faces, l'une externe & l'autre interne.

La face externe a deux éminences ou apophifes, deux trous, un de chaque côté, & deux échancrures.

Les trous, qui quelquefois font en plus grand nombre, font fitués à la partie latérale externe, dans l'endroit qui forme le deffus de l'orbite ; on les nomme trous fourciliers, à caufe de leur pofition au lieu des fourcils: ils donnent paffage à un nerf, à une veine & à une artère qui viennent de dedans l'orbite fe diftribuer dans les mufcles & dans la peau du front.

Les apophifes, que je crois pouvoir appeller apophifes orbitaires, font les deux éminences qui joignent cet os avec deux pareilles apophifes du zigoma qui forment le deffus de l'orbite; c'eft à ces apophifes que font les trous fourciliers: quant aux deux échancrures, elles font au deffus de ces trous, & contribuënt à la formation de la cavité que l'on nomme les falières.

La face interne de cet os eft moins unie, elle eft garnie de plufieurs petites foffes ou anfractuofités qui répondent aux circonvolutions du cerveau.

Dans son milieu est une légère émi-nence longitudinale, que l'on nomme l'épine frontale ; elle sert d'attache au replis de la dure mere, que j'appellerai la faulx ou le replis falsiforme : & dans l'épaisseur même de cet os, à sa partie inférieure, sont deux cavités for-mées par l'écartement des deux tables qui le composent, & séparées par une cloison osseuse ; ce sont ces deux ca-vités que l'on distingue par le nom de sinus frontaux, & qui s'ouvrent par plusieurs petites ouvertures dans la cavité des nasaux, & c'est dans ces si-nus mêmes que se filtre une partie de l'humeur muqueuse qui se décharge dans cette cavité.

D. Quelle est la situation des parietaux ?

R. Les parietaux, dont le nom dérive de *paries*, qui signifie mur ou parois, par ce qu'ils forment les parois du crâne, sont deux os, un de chaque côté, pla-cés entre le frontal, l'occipital & les temporaux : ces os sont d'une figure quarrée ; ils ont aussi deux faces, une externe, & l'autre interne.

La face externe n'a rien de remar-quable, & l'on observe seulement à la face interne quelques sillons formés

par des vaiſſeaux artériels de la dure
mere : c'eſt dans le milieu de ces deux
os, & intérieurement, que ſe trouve
attachée la faulx. J'obſerverai qu'ils
ont dans l'Animal moins d'épaiſſeur
que tous les autres os du crâne ; mais
ils ſont d'ailleurs défendus par les muſcles crotaphites qui les recouvrent entièrement, & qui peuvent conſéquemment amortir les impreſſions des coups
qui pourroient leur porter atteinte.

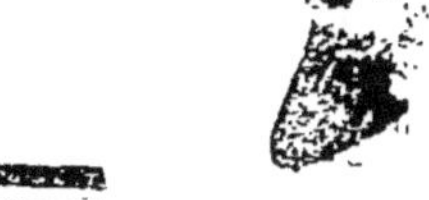

DES OS DU CRANE.

D. Quel eſt celui des os que vous nommez l'occipital ?

R. L'occipital eſt un os d'une forme très-
irrégulière : c'eſt celui qui eſt ſitué au-
delà ou au deſſous des os parietaux, &
qui forme la partie la plus conſidérable du crâne.

Reconnoiſſez-y deux faces, une externe & l'autre interne.

La face externe vous préſentera des
éminences & des cavités.

L'éminence la plus remarquable
eſt celle qui forme la nuque. C'eſt
une apophiſe placée tranſverſalement
à la partie ſupérieure de cet os, &
deſtinée à ſervir d'attache, & à augmenter la force des muſcles extenſeurs de la tête ; c'eſt proprement
l'apophiſe de la nuque.   D iij

A la partie poſtérieure & latérale de ce mêmé os ſont deux autres éminences aſſez longues, que l'on peut appeller apophiſes ſtiloïdes ; elles ſervent d'attache à d'autres muſcles de la tête & de l'os hyoïde.

Entre ces deux apophiſes ſont deux autres éminences plus régulières, arrondies & polies ; on les nomme apophiſes condiloïdes : ce ſont elles qui forment l'articulation de la tête avec la prémière vertébre cervicale.

Enfin la dernière apophiſe ſe nomme apophiſe cuneïforme, parce qu'elle s'avance comme une eſpéce de coin entre les os du crâne ; elle eſt ſituée au deſſous des apophiſes condiloïdes, & s'avance juſques au corps de l'os ſphenoïde, avec lequel elle s'unit étroitement.

Les cavités que l'on peut obſerver à la face externe de l'occipital, ſont des trous, des échancrures & une foſſe.

La foſſe en occupe la partie ſupérieure ; elle eſt formée par l'intervalle qui eſt entre l'apophiſe de la nuque & les apophiſes condiloïdes.

Les échancrures ſont au nombre de quatre. Les deux prémières ſont entre les apophiſes ſtiloïdes & condiloïdes ;

elles reçoivent des éminences de la prémière vertébre du col, dans certains mouvemens de la tête.

Les deux dernières font une de chaque côté de l'apophife cuneïforme; elles contribuënt à former ce qu'on appelle les fentes ou les trous déchirés.

A l'égard des trous, nous n'envifagerons pas ceux qui, fort petits d'ailleurs & placés irrégulièrement, donnent paffage à des petits vaiffeaux qui pénétrent dans la fubftance de cet os ; ils ne font pas toûjours les mêmes, & ne méritent pas des noms particuliers : nous ne parlerons donc que de ceux qui font les plus confidérables ; il en eft trois, deux pairs & un impair.

Les prémiers font un de chaque côté, au deffous des apophifes condiloïdes; je les nomme trous condiloïdiens ou vertébraux, car c'eft par eux que paffent les vaiffeaux vertébraux qui entrent des vertébres dans le crâne.

Le troifième, ou l'impair, eft le plus grand ; auffi le nomme-t'on le grand trou de l'occipital, fitué entre les deux apophifes condiloïdes : il donne paffage à la moëlle de l'épine.

La face interne n'eft pas à beau-

D iiij

coup près si composée. Je ne ferai
point mention des trous qui y pénétrent ; je viens de vous les décrire , &
cette répétition seroit assez inutile. Ce
que nous y remarquerons de plus
particulier , est un prolongement osseux
que je nomme apophise falsiforme ,
parce qu'il sert d'attache à la faulx
dans l'endroit où elle s'écarte pour former la cloison transversale , que dans
l'homme on appelle ainsi , & qui est
aussi connuë sous la dénomination de
tente du cervelet. Cette apophise est
au milieu de la partie supérieure de
la face interne de cet os : à ses parties latérales , c'est-à-dire , de chaque
côté de ce prolongement, est une éminence transversale où s'attache le replis
de la dure mere qui forme la seconde
cloison dont je viens de parler , & qui
fait elle-même partie de celle qui sépare le cervelet d'avec le cerveau.

Enfin , au dessous de l'apophise falsiforme est une fosse arrondie, desti-
née à contenir , & le cervelet, & la
moëlle allongée.

D. Si je ne me trompe, les deux temporaux sont les deux derniers os propres du crâne ?

R. Les deux temporaux, qui font, ainfi que vous vous l'êtes juftement rappellé, les deux derniers os propres du crâne, font placés, un de chaque côté, au deſſous de l'occipital & des deux parietaux : vous y verrez une face interne, une face externe, & deux parties ; l'une que l'on nomme écailleuſe, qui en eſt la plus grande portion ; l'autre que l'on appelle partie pierreuſe, parce qu'elle eſt extrêmement dure ; elle eſt poſtérieure à la prémière.

La face externe préſente deux apophiſes, deux échancrures, une foſſe & un canal.

La prémière de ces apophiſes eſt la zigomatique ; elle vient ſe joindre avec une ſemblable éminence du zigoma, & elles forment enſemble une arcade que j'appelle le pont jugal, attendu ſa reſſemblance à un joug.

La ſeconde eſt d'un moindre volume : elle eſt la baſe de la prémière ; on la nomme apophiſe maſtoïde ; elle ſert d'attache à des muſcles, & borne encore l'articulation de la mâchoire inférieure.

La prémière échancrure eſt entre le corps de cet os & l'apophiſe zigomatique ; elle contribuë à la forma-tion de cette grande cavité que l'on nomme les falières : l'autre eft plus irrégulière , & fe trouve à la partie la plus reculée de ces os ; elle fait la plus grande portion du trou déchiré deftiné à donner paffage au commen-cement de la jugulaire , & au nerf de la huitième paire.

La foffe eft une cavité placée en devant de l'apophife maftoïde ; elle reçoit l'apophife condiloïde de la mâchoire poftérieure.

Quant au canal, on le nomme le conduit offeux ; il pénétre de dehors juf-ques dans la partie pierreufe de cet os, dans laquelle eft renfermée l'organe de l'ouïe, & contient des particularités que nous examinerons dans un moment.

A cette face externe font encore plufieurs petits trous qui n'ont rien de fixe , & qui ne fervent qu'à donner paffage à des vaiffeaux fanguins qui pénétrent dans la fubftance de cet os. Il n'en eft qu'un feul de régulier , & dont la fituation foit conftante ; on le voit au deffus du conduit offeux : il en fort un filet de nerf dépendant de la portion dure du nerf auditif. J'appelle ce trou ſtiloïdien, par rapport à ſa poſition au deſſus de l'apophiſe ſtiloïde de l'occipital.

La face interne du temporal a moins d'irrégularités : on y voit une foſſe conſidérable, qui ſe nomme la foſſe temporale ; elle fait partie de la grande cavité du crâne , & loge conſéquemment une portion du cerveau. Au deſſus de cette foſſe eſt un prolongement oblique & tranchant où s'attache le replis de la dure mere qui forme la tente du cervelet ; ce prolongement diſtingue auſſi intérieurement la portion pierreuſe de la portion écailleuſe.

A cette portion pierreuſe eſt un trou, que l'on nomme le trou auditif, par où entre le nerf de la ſeptième paire deſtiné à l'organe de l'ouïe. Conſiderons-là avec attention , cette partie ; c'eſt proprement celle que l'on appelle la roche, & qui a fait auſſi donner à ces os le nom d'os pétreux. Elle eſt très-inégale en dehors ; mais il eſt en dedans des cavités plus régulières.

Ces cavités ſont, 1°. un canal dont nous avons déjà parlé, & que je vous ai dit être le conduit oſſeux ou auditif externe, dans le fond duquel eſt la membrane du timpan ; & tout l'efpace qui fe trouve au-delà de cette membrane forme la caiffe du tambour. Dans cette caiffe font trois ouvertures. La prémière eft celle d'un autre conduit, en partie offeux & en partie membraneux, qui communique dans le fond des foffes nafales ; c'eft ce que l'on appelle dans l'homme la trompe d'Euftache.

Quant aux deux autres, l'une a une figure ronde, l'autre une forme ovalaire ; la prémière eft dite fenêtre ronde ; la feconde, fenêtre ovale.

La fenêtre ronde eft fermée par une membrane, qui eft une continuation du periofte ; la fenêtre ovale eft bouchée par la bafe d'un petit os, que l'on nomme l'étrier. Ces deux ouvertures pénétrent dans une cavité un peu plus grande, que nous appellons le veftibule.

Au-delà de ce veftibule, & toûjours à la portion pierreufe, eft encore une petite cavité contournée en fpirale, faifant environ deux circulaires ; on lui donne le nom de limaçon, & fon embouchure fe trouve dans le veftibule.

Il y a de plus d'autres cavités for-

mant des demi contours en manière de
petits canaux féparés ; elles font appellées canaux demi-circulaires : leurs
embouchures aboutiffent auffi dans
le veftibule. C'eft cet affemblage de
contours & de cavités compofées du
veftibule, du limaçon , des canaux
demi-circulaires , que l'on nomme en
général le labirinthe , & qui forme
en plus grande partie l'organe de
l'ouïe, puifque toutes celles-ci font
tapiffées de la portion molle du nerf
auditif. Les autres qui achevent de
perfectionner cet organe, font des os
particuliers détachés abfolument &
entièrement de l'os pétreux , & qui
font contenus dans le conduit offeux ;
ces os font au nombre de quatre , dé-
fignés par des noms qu'ils tirent de
leur forme & de leur figure, fçavoir ,
le marteau , l'étrier , l'enclume & le
lenticulaire.

D. Vous ne pourrez achever la defcription des os du crâne, qu'en me dé-
montrant encore & le fphenoïde &
l'ethmoïde ?

R. Non certainement : mais l'un &
l'autre de ces os font communs au
crâne & à la mâchoire antérieure.

Le sphenoïde est placé à la partie postérieure du crâne, où il sert comme de clef pour la jonction & l'union des autres os, tels que l'occipital, les parietaux & les temporaux.

Je ne puis vous décrire parfaitement cet os, qu'en vous y faisant remarquer une partie interne, une partie externe, un corps & deux branches.

Le corps en est la partie moïenne la plus épaisse.

Les branches sont deux éminences applaties qui se prolongent jusques vers l'os frontal, entre l'os temporal & le maxillaire ; elles font une partie de l'orbite : on peut les appeller les grandes aîles du sphenoïde.

La face externe nous offre d'abord deux apophises, auxquelles on peut accorder le nom de petites aîles, & qui dans l'homme portent celui de pterigoïdes, vû leur ressemblance avec les aîles des chauves souris ; elles se joignent avec les os du palais.

Entre ces deux apophises, & dans le corps même de cet os, est une éminence pointuë & saillante, appellée l'épine de l'os sphenoïde, à laquelle s'unit la base du vomer.

Il eſt encore dans cette face trois
trous de chaque côté, qui pénétrent
juſques dans la cavité du crâne.

Le prémier d'entr'eux forme un canal d'un pouce, & quelquefois plus
de longueur, par où paſſe l'artère carotide pour entrer dans le crâne: on
le nomme le conduit carotidal ; & ce
conduit mene à un petit trou qui s'ouvre du côté de l'orbite, & qui donne paſſage à des nerfs de l'œil.

Le ſecond s'étend auſſi en forme
de canal, & ſert de paſſage au nerf
optique qui va s'inſérer dans l'œil :
on le nomme trou optique.

Le dernier eſt le moins conſidérable : on l'appelle trou orbitaire, parce qu'il pénétre de l'orbite dans le
crâne, à côté de l'os ethmoïde, &
fournit un paſſage à un petit nerf connu ſous la dénomination de nerf moteur des yeux.

Obſervez à la face interne de cet
os deux foſſes ſituées au revers des
grandes aîles, elles ſervent à loger
une portion du cerveau ; vous y appercevrez auſſi l'orifice des trous dont
je viens de parler : mais faites attention que les deux trous optiques ſont

joints l'un à l'autre, & paroiſſent ſe confondre par une fente tranſverſale.

Vous trouverez encore à la face interne du corps de cet os un léger enfoncement qui répond à ce que l'on nomme, dans l'homme, la ſelle turſchique ; c'eſt dans cet endroit qu'eſt logée la glande pituitaire, & je donne à cet enfoncement le nom de foſſe pituitaire.

Dans l'épaiſſeur du corps de ce même os eſt une cavité qui s'ouvre dans les cellules ethmoïdales par pluſieurs ouvertures irrégulières ; c'eſt ce que l'on nomme le ſinus ſphenoïdal: quelquefois cette même cavité ſe trouve ſéparée par une cloiſon oſſeuſe, ce qui faiſant deux ſinus, forme les ſinus ſphenoïdaux.

L'os ethmoïde, dit auſſi l'os cribleux, parce qu'il eſt percé de pluſieurs petits trous en manière de crible, eſt placé à la partie inférieure du frontal. Il s'unit de l'autre côté à l'os ſphenoïde, de ſorte qu'il eſt directement au deſſus des cavités des naſaux.

Il eſt compoſé d'une quantité de petites lames extrêmement minces, en manière de petits cornets, qui laiſſent entr'elles entr'elles des petites cavités qui communiquent les unes dans les autres, & que l'on appelle les cellules de l'os ethmoïde. Ces cellules font néanmoins féparées par une lame un peu plus forte, que l'on nomme la lame perpendiculaire ou moïenne de l'ethmoïde, & qui répond au vomer. Elles ont leurs orifices d'une part dans le crâne, & de l'autre dans la cavité du nez; dans le crâne, par les petits trous qui ont fait donner à cet os le nom de cribleux; dans la cavité du nez, par des ouvertures plus larges: & ce font ces cavités cellulaires que quelques-uns ont fans doute appellées les finus ethmoïdaux. De plus, tapiffées par la membrane pituitaire, elles font deftinées à augmenter le fentiment de l'odorat : c'eft même par cet os, c'eft-à-dire, par les petits trous de la face interne, que les nerfs olfactifs fortent du crâne pour fe répandre dans toute l'étenduë de cette membrane. J'en ferai une defcription plus exacte dans la fuite.

DES OS DE LA MACHOIRE ANTÉRIEURE.

SECTION DEUXIÉME.

D. JE me rappelle que les os de la mâchoire antérieure sont les os du nez, les os angulaires, les zigomatiques, les maxillaires, les os du palais, les cornets du nez & le vomer ?

R. Je suivrai, dans la démonstration que je vais vous en faire, l'ordre dans lequel vous venez de les ranger.

Les os du nez sont deux unis l'un à l'autre, & avec les os maxillaires, le frontal & les angulaires.

Chacun d'eux a une figure allongée, assez large à la partie supérieure, mais fort étroite, & qui se termine en pointe à la partie inférieure ; c'est cette portion étroite & pointuë que l'on nomme proprement l'épine du nez. Ces os forment intérieurement ensemble, & par leur jonction, une rainure qui loge par le haut la partie antérieure du vomer, & par le bas le cartilage qui fait avec cet os la cloison des nasaux.

Les seconds os propres de la mâchoire antérieure, c'est-à-dire, les angulaires, ne portent ce nom que parce qu'ils forment le grand angle de l'œil. Ils ont une figure quarrée, & se trouvent comme enclavés entre les os du nez, le frontal, les maxillaires & les zigomatiques. Leur partie supérieure est un peu concave, c'est celle qui contribuë à la formation de l'orbite : à cette partie supérieure, & dans l'orbite même près du grand angle, est un trou assez grand, qui est l'orifice du canal nasal ; il pénétre de l'orbite dans les fosses nasales.

Les troisièmes os propres de cette mâchoire sont, ainsi que vous l'avez observé, les zigomatiques situés à la partie latérale de la tête, entre l'os temporal, le maxillaire & le frontal ; ils se joignent à ces os par trois apophises qui en forment toute l'étenduë ; on pourroit dire qu'ils ressemblent à un triangle.

Je nomme la prémière apophise frontale, parce qu'elle s'unit à l'os du front ; la seconde temporale, parce qu'elle se joint à l'os temporal ; & la troisième maxillaire, eu égard à fa connexion avec l'os qui porte ce nom.

Entre l'apophife frontale & l'apophife maxillaire, eft une échancrure en forme de croiffant, qui fait la plus grande partie de l'entrée de l'orbite; & entre l'apophife frontale & l'apophife temporale, eft une autre échancrure non moins confidérable, formant en partie les falières, ou ce que l'on nomme la foffe zigomatique deftinée à donner paffage au mufcle crotaphite de la mâchoire poftérieure, & remplie en outre d'une quantité plus ou moins abondante de graiffe qui rend cette foffe extérieurement plus ou moins apparente dans le Cheval. Intérieurement, & du côté des nafaux, cet os contribuë à la formation d'une cavité confidérable, qui eft un des finus du nez, & que je nommerai finus zigomatique. C'eft peut-être cette même cavité à laquelle l'illuftre Mr. Morand a donné le nom de finus maxillaires poftérieurs. Les dernières dents molaires y aboutiffent par leurs racines.

D. La compofition des os maxillaires ne vous jettera-t'elle pas dans des détails infinis ?

R. Les os maxillaires font d'un volume beaucoup plus étendu que tous ceux de la mâchoire antérieure. Ils font unis l'un à l'autre par ce que nous avons appellé la fimphife des os maxillaires ; & au moïen de cette jonction, ils forment d'un côté la cavité des nafaux, & de l'autre la voûte du palais. Ils font encore articulés avec les os du nez, les os angulaires, les zigomatiques, les os du palais & le vomer.

A leur face externe & latérale eft une éminence tranchante & longitudinale, qui s'unit & répond à une pareille dépendante du zigoma, que je crois pouvoir appeller épine maxillaire ; elle donne attache au mufcle maffeter. Plus inférieurement, entre cette épine & les os du nez, eft un trou confidérable qui répond à un canal que l'on nomme conduit maxillaire antérieur ; il donne paffage à une branche confidérable de nerf qui dépend de la cinquième paire. Ces os, à leur partie inférieure & antérieure, laiffent entr'eux & l'épine du nez une cavité échancrée de chaque côté, remplie par la peau, & qui forme en partie les narines externes. E iij

Des os de
la ma-
choire
anté-
rieure.

La portion qui forme la voûte du palais préſente inférieurement, & de chaque côté, une fente que je nomme fente inciſive, & qui ſemble être une déperdition de ſubſtance de cet os ; elle eſt recouverte d'un côté par la membrane pituitaire, & de l'autre part par la membrane du palais. Plus bas eſt un trou formé dans la ſymphiſe maxillaire même, il pénétre de dedans la bouche en dehors, il eſt dit trou inciſif, ſon uſage eſt de fournir un paſſage à des petits vaiſſeaux ; & en cela il fait le même office que nombre de petits trous que l'on trouve encore à la voûte du palais, dont la quantité & la ſituation n'eſt pas conſtante.

A la partie ſupérieure de cette voûte eſt encore de chaque côté une gouttière, qui avec une pareille de l'os palatin, forme un canal que l'on nomme guſtatif ou palatin ; il donne paſſage à une branche de nerf qui ſe diſtribuë à la membrane du palais.

Remontez à préſent à la partie ſupérieure & externe de cet os, au deſſus des dents molaires : c'eſt-là que vous rencontrerez une éminence arrondie que l'on nomme la tuberosité de l'os maxillaire; elle renferme le commencement du canal maxillaire dont j'ai déjà fait mention.

La partie postérieure de ces os s'avance enfin l'une vers l'autre pour former le palais, & le bord externe de cette partie est garni de plusieurs cavités nommées alveoles au nombre de dix, sçavoir, six plus considérables pour loger les dents molaires qui sont à la partie la plus supérieure, tandis qu'à la portion inférieure il n'en est que quatre dans les Chevaux, & trois dans les Jumens, sçavoir, une pour loger la dent que l'on appelle crochet dans les prémiers, car ordinairement les Jumens n'en ont point, & trois autres destinées à l'emboëtement des coins, des mitoïennes & des pinces; vous entendez toûjours que je ne parle que du bord externe d'un seul des os maxillaires. J'ajoûterai qu'entre les cavités des dents molaires & du crochet, est un intervalle où ce bord est uni & tranchant, qui répond à ce qu'on appelle dans la mâchoire postérieure les barres; & j'observerai

E iiij

qu'entre les crochets & les coins, il en eſt encore un autre, mais moins conſidérable que le précédent.

D. N'eſt - il rien de remarquable à la partie interne de ces os ?

R. La partie interne des maxillaires forme, conjointement avec les os du nez, la cavité des naſaux ; on y voit une ouverture aſſez ample, mais fermée en partie par le cornet du nez qui répond à une cavité conſidérable creuſée dans l'épaiſſeur même des maxillaires, & que l'on nomme le ſinus maxillaire. Ce ſinus eſt tapiſſé par la membrane pituitaire ; c'eſt-là que ſe filtre & que ſe dépoſe en partie l'humeur muqueuſe, juſqu'à-ce que le Cheval, en s'ébrouant, l'oblige de ſortir par la force & l'impulſion de l'air. Ces ſinus, ainſi que les zigomatiques, ſont plus ou moins remplis de mucoſité dans les Chevaux morveux, ou dans ceux qui jettent. Cette rainure enfin que vous appercevrez intérieurement dans la ſymphiſe des maxillaires répond au vomer.

Tous les ſinus dont j'ai parlé juſqu'à préſent ſont les ſeuls que j'ai

rencontrés dans les os que nous avons
examinés : ils communiquent les uns
avec les autres ; les frontaux avec
les cellules ethmoïdales & le nez ;
les sphenoïdaux avec ces mêmes
cellules , dans lesquelles ils s'ouvrent ; ces cellules avec le nez, avec
les sinus zigomatiques & les cornets
antérieurs ; les zigomatiques avec ces
mêmes cornets ; & les sinus maxillaires enfin , avec les cornets posté-
rieurs.

D. Ne passerez - vous pas actuellement
à l'examen des os du palais ?

R. Les os du palais sont situés à la
partie supérieure de la voûte palatine
formée par les maxillaires ; ils se
joignent au bord supérieur de cette
voûte & à la tuberosité des maxillaires , & plus haut avec les petites
aîles ou apophises pterigoïdes du sphenoïde. Ils ont une gouttière qui répond
à celle du palais que j'ai dit former
le canal gustatif ou palatin. Plus haut
ils sont percés d'un trou assez considérable , par où passe un rameau de
nerf de la cinquième paire. On y voit
de plus du côté du palais une éminence , qui n'est autre chose que

l'apophife palatine : cette apophife fert d'attache aux mufcles periftaphilins, qui font des mufcles de la cloifon dans le Cheval, & non des mufcles deftinés à relever la luette, ainfi qu'a bien voulu l'écrire un Hippofteologifte moderne, car l'Animal n'en a point ; & autour de cette même apophife paffe le tendon d'un autre mufcle de la cloifon, comme autour d'une poulie.

Ces os laiffent entr'eux & le fphenoïde une ouverture ovale qui répond aux narines, & qui forme la communication des nafaux avec le gofier : c'eft au bord inférieur de cette ouverture qu'eft attachée cette portion de la membrane du palais qui eft flottante, & que l'on appelle la cloifon du palais.

Paffons à préfent aux cornets du nez. Ils font deux dans chacune des foffes nafales, l'un fitué antérieurement, & l'autre poftérieurement, & joints, l'un au bord de l'ouverture du finus zigomatique, l'autre à celle du finus maxillaire. Ces os font extrêmement minces & d'une fubftance papiracée. J'en donnerai une defcription

très-exacte en parlant de l'organe de
l'odorat.

DES OS DE LA MÂCHOIRE ANTÉRIEURE.

Le dernier des os de la mâchoire
antérieure est, comme vous le sçavez, le vomer. Il est plat & a la figure du soc d'une charruë ; c'est aussi
de sa forme qu'il tire son nom. Il
s'étend depuis la partie inférieure des
nasaux jusques à l'os sphenoïde, ensorte qu'il se joint supérieurement à
l'épine de cet os & à la lame moïenne de l'os ethmoïde, & inférieurement au cartilage qui acheve de former la cloison de ces mêmes nasaux.
Il est de plus comme enchassé dans
deux rainures, dont l'une est antérieurement formée par la jonction
des os du nez, l'autre par la jonction
des os maxillaires ; & vous comprenez que son usage est de partager les
nasaux en deux cavités égales.

DES OS DE LA MACHOIRE
POSTÉRIEURE.

SECTION TROISIÉME.

D. LA mâchoire postérieure est - elle composée de plusieurs os ?

R. La dernière partie de la tête, selon la division que nous en avons faite, est la mâchoire postérieure.

Elle n'est composée que d'un seul os, qui dans le Poulain est néanmoins partagé en deux branches, mais qui sont tellement unies dans le Cheval, qu'il ne reste qu'une légère trace de leur jonction ; trace légère qui est à la partie la plus inférieure, & que l'on nomme la symphise du menton.

On peut distinguer à cet os deux branches, qui jointes ensemble, ont la figure d'un grand V. à chacune de ces branches on observe deux faces, une externe & une interne ; deux bords, un antérieur & un postérieur ; deux extrémités, une supérieure & une inférieure.

La face externe est assez unie ; on remarque seulement à sa portion

inférieure un trou que l'on nomme
le trou mentonnier : il eſt l'orifice
d'un conduit oſſeux dont je parlerai.
La partie ſupérieure de cette face,
qui eſt plus large, a quelques foibles
empreintes deſtinées à ſervir d'attaches au muſcle maſſeter.

DES OS DE
LA MA-
CHOIRE
POSTE'-
RIEURE.

La face interne n'offre rien de bien
ſingulier, ſi ce n'eſt que l'eſpace qui
eſt entre les deux branches forme ce
qu'on appelle extérieurement l'auge
& la ganache, & intérieurement le
canal. Dans le milieu de la partie
ſupérieure de cette face eſt un trou
qui répond au trou mentonnier par
un conduit aſſez long, nommé le
conduit maxillaire poſtérieur, qui
donne paſſage à une branche de nerf
de la cinquième paire, à une artère
& à une veine : elles ſe diſtribuënt
aux dents. A cette partie ſupérieure
ſont encore quelques empreintes muſculaires pour le muſcle ſphenoïdal,
moteur de la mâchoire.

Le bord antérieur eſt garni de dix
cavités ou alveoles. Les ſix ſupérieu-
res ſont auſſi conſidérables que celles
que nous avons vûës au bord externe
de l'os maxillaire : c'eſt dans ces ſix

alveoles que font pareillement enclavées les dents molaires. Les autres
cavités font moins larges & moins
profondes : les plus fupérieures d'entr'elles logent le crochet dans le Cheval, & les trois autres les coins, les
mitoïennes & les pinces.

L'efpace qui eft entre les molaires
& le crochet eft ce qu'on appelle en
général les barres. C'eft - là que le
bord antérieur eft extrêmement tranchant. Il s'arrondit néanmoins du côté de la face externe, & en defcen-
dant vers le crochet ; & c'eft fur cette
partie demi ronde que doit fe fixer
l'appui de l'embouchure.

Ce même bord fe prolonge fupérieurement en faifant une courbure,
& fe termine par une éminence pointuë que l'on nomme apophife coro-
nuïde : elle fert d'attache aux tendons du mufcle crotaphite.

Le bord poftérieur eft arrondi, &
fe termine fupérieurement par une
convexité, dont le milieu un peu ra-
boteux fe nomme la tuberofité de la
mâchoire qui fert d'attache au mufcle
ftilomaxillaire ; & la continuation de
cette courbure eft terminée par une tête

applatie, que l'on nomme par cette raiſon le condile de la mâchoire, ou apophiſe condiloïde. C'eſt par elle ſeule que la mâchoire s'articule avec les os temporaux.

Entre cette apophiſe & la coronoïde, eſt une échancrure en forme de croiſſant, que l'on nomme échancrure ſigmoïde.

Enfin la partie inférieure de ce bord eſt moins ronde, & devient toûjours plus tranchante juſques à la ſimphiſe, où les deux bords réünis forment une eſpéce d'arête, qui ſe noie dans la convexité que nous appellons le menton : & c'eſt cette arête que nous enviſageons comme le point ſenſible de la barbe.

DE L'OS HYOÏDE.

D. Pourquoi ne vous ai-je point entendu parler de l'os hyoïde ?
R. L'os hyoïde eſt différent des autres os, en ce qu'il ne contribuë ni à la formation de l'édifice oſſeux, ni aux mouvemens, ni à la ſituation de l'Animal : à peine a-t'il quelque connexion avec le ſquelette.

Uniquement deſtiné à donner attache à pluſieurs des petits muſcles
dépendans de la langue, du larynx
ou du pharynx, il eſt ſitué à la baſe
de la prémière de ces parties, au devant & au deſſus de la ſeconde, qu'il
embraſſe de même que la troiſième.

Cet os eſt un compoſé de cinq piéces oſſeuſes, que l'on diſtingue en
corps & en branches.

Le corps, qui en eſt la principale
portion, a la figure d'une fourche,
ou plutôt d'un croiſſant auquel on
joindroit une appendice dans le milieu de ſa convexité.

L'appendice ſe porte en devant, au
deſſous de la langue, de la longueur
d'environ deux pouces; & le croiſſant
ſuit la convexité du prémier cartilage
du larynx.

Les branches ſont deux de chaque
côté, diſtinguées en petites & en
grandes branches.

Les petites ſont poſées obliquement
au deſſous de chaque extrémité du
croiſſant, avec lequel elles ſe joignent,
par le moïen d'un cartilage, d'une
manière aſſez étroite pour ne permet-
tre à cette jonction qu'un mouvement
fort

fort obſcur : elles forment par leur
union un angle aigu , & elles deſcendent de la longueur de deux doigts,
ou environ, le long des parties latérales du prémier cartilage nommé tyroïde , où elles ſe terminent.

Les dernières branches ſont infiniment plus grandes que celles-ci, elles
ont en effet cinq pouces de longueur.
Placées horizontalement entre les petites branches & l'os occipital , elles
s'uniſſent antérieurement avec l'extrémité inférieure des petites branches ,
en formant un angle aigu. Cette jonction n'eſt ni ſi ſerrée ni ſi intime que
la précédente ; car elle ne ſe fait que
par le moïen de ligamens qui tiennent ces deux piéces unies. Elles ſont
auſſi un peu plus larges à leur extrémité poſtérieure qu'à leur corps : &
c'eſt par cette extrémité qu'elles ſont
jointes à l'os occipital , au devant de
l'apophiſe ſtiloïde , par un ligament
& un muſcle aſſez fort. Cette dernière articulation eſt aſſez mobile.

ARTICLE SECOND.

DES OS DU COL, OU DE L'ENCOLURE.

D. QUels sont les os qui entrent dans la composition du col, ou de l'encolure ?

R. L'encolure, ou le col de l'Animal, est formée par des vertébres qui sont au nombre de sept, & que j'appelle vertébres cervicales. La description de ces os seroit ici fort déplacée. Ils sont en effet une dépendance de ce que l'on appelle l'épine ; & ce seroit séparer, pour ainsi dire, des parties continuës, que de les examiner à présent : aussi, s'il eût été possible de ne pas la comprendre dans l'avant-main, assurément je n'en aurois pas fait mention.

C'est par cette même raison que je n'ai pas placé le garot dans la division que j'en ai faite, non plus que l'os sacrum dans l'arrière-main, quoiqu'on ne puisse révoquer en doute que ces deux parties ne soient une portion de l'une & une portion de l'autre.

Attendez donc que nous soïons parvenus à la démonstration des os du
corps ; alors votre curiosité sera satis-
faite, & vos desirs pleinement remplis.

ARTICLE TROISIE'ME.

Des os de l'extrémité antérieure.

D. NE m'avez-vous pas fait entendre, dans l'examen du Cheval
considéré extérieurement, que l'extrémité antérieure est composée de plusieurs parties, sçavoir, de l'épaule,
du bras, de l'avant-bras, du canon,
du boulet, du paturon, de la couronne & du pied ?

R. Nous reconnoissons dans l'extrémité
antérieure de cet Animal, 1°. l'omoplate, qui forme l'épaule : 2°. l'humerus, qui forme le bras : 3°. le cubitus, qui forme l'avant-bras : 4°.
les osselets du genou : 5°. le canon :
6°. les petits peronnés : 7°. l'os du
paturon : 8°. les petits os du paturon,
ou les os sesamoïdes : 9°. l'os de la

couronne: 10°. l'os du petit pied.

L'omoplate eſt un ſeul os, vulgairement appellé par quelques-uns l'os du paleron. L'épaule n'eſt compoſée que de cette piéce oſſeuſe, qui eſt d'une forme plate, & ſituée à la partie antérieure & latérale de la poitrine, c'eſt-à-dire, ſur les prémières des vraies côtes. Obſervons que dans l'Animal elle n'eſt bornée ni en haut, ni en avant, ni en arrière par les clavicules, comme dans l'homme; car il eſt bon que vous ſçachiez, quoi qu'en diſe Snape dans ſon Anatomie, que nous n'en trouvons point dans le Cheval.

Cet os n'a point d'articulation ſolide, comme tous les autres os du corps; il eſt ſeulement retenu dans ſa ſituation par nombre de muſcles conſidérables, & par un ligament particulier très-fort à la vérité, qui l'attache aux apophiſes épineuſes des prémières vertébres du dos, qui forment le garot.

Diviſons-le en deux faces, en deux bords, & en deux extrémités.

La face interne eſt un peu concave, & cette foſſe garnie de quelques aſpérités sert à loger le muscle sous-scapulaire.

La face externe est partagée en deux portions inégales par une éminence longitudinale, eu égard au corps de l'os : on la nomme l'épine de l'omoplate. La portion antérieure de la face externe, qui est la plus petite, s'appelle la fosse antépineuse, & sert à loger le muscle antépineux. La portion postérieure est plus considérable : on lui donne le nom de fosse postépineuse, parce qu'elle loge le muscle postépineux.

Le bord antérieur est saillant dans presque toute son étenduë ; il se termine inférieurement par une éminence inégale, que l'on peut appeller la tuberosité de l'omoplate : c'est à cette tuberosité que s'attache le long fléchisseur de l'avant-bras.

Le bord postérieur, semblable au précédent, finit par une éminence tranchante, qui fait la partie inférieure de la cavité glenoïde.

L'extrémité supérieure de l'omoplate est cartilagineuse pendant long-tems dans les jeunes Chevaux : dans la suite ce cartilage s'offifie en par-

DES OS DE L'EXTRÉ-MITÉ AN-TÉRIEU-RE.

F iij

tie, & ne fait qu'un même corps avec cette portion fupérieure. C'eſt à ce cartilage, ainſi qu'à l'omoplate même, que s'attache le fort ligament fuſpenſeur de cet os.

Son extrémité inférieure a quelque choſe de plus remarquable, elle ſe termine par une éminence creuſée légèrement : & cette cavité, que l'on nomme glenoïde, ſert à recevoir la tête de l'humerus, & à former l'articulation du bras avec l'épaule; cette articulation ſe fait par genou. Entre cette éminence & la tuberoſité eſt une légère apophiſe, plus arrondie & plus courte que celle que l'on appelle, dans l'homme, apophiſe coracoïde; elle ſert d'attache à un muſcle du bras nommé l'omobrachial.

D. Quels ſont les os qui forment le bras ?

R. Le bras eſt formé d'un ſeul os, que l'on nomme l'humerus. C'eſt un os cylindrique, que l'on peut diviſer en trois parties, ſçavoir, le corps, ou la partie moïenne; & les deux extrémités, l'une ſupérieure, & l'autre inférieure.

Le corps en eſt la portion la plus

étroite. Il a à sa partie latérale externe une éminence longitudinale contournée en arrière, que l'on peut appeller tuberosité externe, pour la distinguer d'une autre tuberosité plus
légère qui est à la partie latérale interne.

L'extrémité supérieure est beaucoup
plus grosse que le corps ; c'est ce que
vulgairement nous appellons la pointe de l'épaule : elle forme postérieurement une tête arrondie, qui s'articule avec l'omoplate. Sa partie antérieure présente quatre éminences séparées par des sinuosités qui servent
de passage & de coulisse à des tendons des muscles du bras.

L'extrémité inférieure ne mérite pas
une moindre attention : elle se termine aussi par une éminence arrondie,
mais oblongue, qui forme l'articulation du bras avec l'avant-bras, articulation qui se fait par charnière.
Cette éminence est partagée dans son
milieu par une sinuosité superficielle
qui reçoit une éminence de l'os qui
s'articule avec elle : ses parties latérales se nomment condiles ; l'un
est interne, & l'autre externe.

F iiij

Au deſſus & antérieurement eſt une légère cavité, où peut ſe loger, dans les mouvemens de flexion conſidérable, l'éminence de ce même os qui s'y articule. Il eſt de même à la partie poſtérieure une cavité beaucoup plus profonde, qui reçoit, dans les mouvemens d'extenſion de l'avant-bras, un os d'un plus grand volume, que l'on appelle la pointe du coude, ou l'olécrâne.

D. Le cubitus ne forme-t'il pas l'avant-bras ?

R. L'avant-bras eſt formé par le cubitus ſeul. J'y diſtinguerai de même trois parties, c'eſt-à-dire, une moïenne & deux extrémités.

La partie moïenne, qui en eſt le corps, eſt cylindrique, & aſſez égale; elle eſt un peu convexe en devant, & l'on voit à la partie poſtérieure quelques empreintes muſculaires.

L'extrémité ſupérieure a une éminence conſidérable, que l'on nomme apophiſe olécrâne. Dans les Poulains elle eſt ſéparée du corps de l'os, & alors ce n'eſt qu'une épiphiſe. Il eſt même quelquefois dans le Cheval des intervalles dans l'union de ces deux piéces.

Cette apophife a deux faces, une externe, & l'autre interne ; une extrémité fupérieure, & une inférieure.

La face externe eft arrondie, la face interne au contraire eft légèrement creufée, de façon qu'elle eft un peu concave ; & cette concavité fournit un paffage à des tendons.

L'extrémité fupérieure eft raboteufe & inégale comme une tuberofité ; elle fert d'attache aux tendons des mufcles extenfeurs de l'avant-bras.

L'extrémité inférieure fe termine par une éminence longuette & pointuë, que l'on peut appeller l'épine de l'olécrâne ; elle regne tout le long du corps de l'os. Dans le haut de cette épine, & dans l'endroit où l'olécrâne commence à joindre le cubitus, eft une cavité fémilunaire, qui forme en partie la grande cavité de cet os par lequel il eft articulé par charnière avec l'humerus ; elle eft bornée par une éminence qui eft reçuë, ainfi que je l'ai dit, lors des grands mouvemens d'extenfion de l'avant-bras, dans la cavité poftérieure de cet os.

L'extrémité fupérieure du cubitus, ou plutôt le cubitus, au deffous de

Des os de l'extré-mité antérieure.

cette apophife olécrâne, eft beaucoup plus élargi ; il eft comme une efpéce de tête applatie creufée par deux légères foffettes qui reçoivent les condiles de l'humerus. Directement au deffous de cette tête, ou de cette extrémité fupérieure, on apperçoit de chaque côté une éminence inégale en forme de tuberofité, qui fert d'attache à des mufcles.

L'extrémité inférieure eft plus large que le corps de l'os ; elle fe termine par plufieurs facetes liffes & polies, qui fe joignent avec la prémière rangée des petits os qui compofent le genou. A fa partie poftérieure eft une cavité, qui dans de forts mouvemens de flexion du genou, reçoit l'extrémité poftérieure du fecond os de la prémière rangée ; & fur le devant de cette extrémité inférieure du cubitus font trois finuofités, par où paffent les tendons extenfeurs du canon.

D. Il eft donc de petits os propres & particuliers au genou ?

R. Il en eft fept affez petits qui forment enfemble cette partie, & c'eft par eux que l'avant-bras fe trouve joint avec le canon.

Ces sept os sont disposés en deux rangs, sçavoir, quatre au prémier, trois au second. Ils sont tellement unis par de forts ligamens, qu'ils paroissent n'en faire qu'un seul ; à l'exception du prémier os du prémier rang, qui paroît être détaché des autres, & qui fait une éminence en arrière. Cet os, que je crois pouvoir nommer l'os crochu, sert d'attache à un ligament considérable qui va s'attacher encore à la partie supérieure du canon, & aux petits osselets opposés à ce même os du canon, d'où résulte une arcade ligamenteuse par où passent les tendons fléchisseurs du pied ; arcade à laquelle contribuë aussi l'os crochu, vu une sinuosité considérable qui se rencontre à sa partie interne.

Le genou ainsi composé de plusieurs os, dont il seroit superflu de décrire la figure, & à qui j'imagine pouvoir me dispenser d'assigner des noms, doit faire une articulation & plus libre & plus mobile.

D. L'os du canon est sans doute celui qui forme la partie de la jambe que nous appellons ainsi ?

R. Le canon eſt compoſé de trois os, dont un principal mérite ſeul ce nom ; car les deux autres ne lui ſont qu'unis.

Ces deux derniers os ſont placés poſtérieurement le long des parties latérales, ils ont à peu près la même figure l'un & l'autre ; on peut les regarder comme les épines du canon : mais puiſqu'ils ſemblent tenir la place de ce que, dans l'homme, on nomme le peronné, il convient de les déſigner par cette dénomination.

L'extrémité ſupérieure de ces os eſt la plus conſidérable : elle a pluſieurs petites facetes qui répondent à de pareilles empreintes qui ſe rencontrent à l'os du canon, ou aux os qui compoſent le genou. Ils vont toûjours en diminuant juſques à l'extrémité inférieure, qui devient alors un peu plus groſſe, & qui forme comme une eſpéce de petit bouton. Dans toute cette étenduë ils ſont exactement joints au canon, de manière qu'ils paroiſſent comme continus avec cet os, qui eſt cilindrique dans tout ſon corps, & d'ailleurs fort liſſe & fort uni.

Son extrémité supérieure est applatie & partagée en plusieurs facetes qui répondent aux osselets du genou, tandisque l'extrémité inférieure, plus lisse & plus arrondie, est séparée par une éminence demi circulaire, qui fait de l'articulation de cet os avec celui du paturon une articulation par charnière.

L'os du paturon, que quelques Hippostcologistes ont appellé l'os de la grande bergère, est ordinairement, dans les Chevaux de moïenne taille & bien jointés, de la longueur de quatre pouces. La partie supérieure, qui en est la plus large, est creusée par trois fosses qui répondent aux éminences de l'extrémité inférieure de l'os du canon; & la portion postérieure de cette même extrémité forme deux éminences, une de chaque côté, à laquelle se joignent deux petits os dont la forme est assez irrégulière, & qui peuvent être envisagés comme deux os sesamoïdes, destinés par leur avance à donner plus de force à l'action des muscles qui viennent s'y attacher par leurs tendons. L'extrémité inférieure de ce même os du paturon eſt aſſez arron-die ; elle eſt ſeulement diviſée par une légère foſſette , qui contribuë à l'articulation de cet os avec celui de la couronne : elle ſe fait auſſi par charnière.

L'os de la couronne, vulgairement appellé l'os de la petite bergère , eſt moins conſidérable. Il a une for-me à peu près quarrée. Sa partie ſu-périeure eſt partagée en deux foſſettes qui s'articulent avec le précédent. La partie inférieure , au contraire , eſt diviſée en deux éminences par une foſſette ; ce qui fait encore une arti-culation par charnière de cet os avec celui du petit pied.

D. Je ferai très-attentif à la deſcription que vous m'en ferez ?

R. L'os du petit pied eſt moins compact & plus ſpongieux que tous les pré-cédens ; il eſt en effet percé d'un nombre infini de petits trous , qui ſont comme autant de poroſités.

La figure de cet os répond à celle de l'ongle de l'Animal : ainſi je le diviſe en partie ſupérieure , en partie inférieure , en partie antérieure , en parties latérales , & en partie poſté-rieure.

La portion supérieure est partagée en deux facetes lisses & polies, qui s'articulent avec l'os de la couronne.

La portion inférieure est légèrement concave, c'est celle qui est tapissée par l'aponevrose qui résulte de l'expension du tendon fléchisseur.

La portion antérieure, qui est continuë avec les portions latérales, est arrondie.

Les portions latérales, qui en font une suite, sont une interne & une externe : elles se terminent par deux éminences en forme de bec, qui ont chacune une échancrure arrondie par où passent des vaisseaux sanguins qui se dispersent dans tout le pied.

La partie postérieure enfin est échancrée & forme comme un demi croissant par l'intervalle de ces deux éminences : on y voit deux trous assez considérables qui pénétrent dans le corps même de l'os, par où entrent des vaisseaux sanguins qui s'y distribuënt.

Enfin la portion antérieure étant beaucoup plus étenduë en hauteur que la portion postérieure, il en résulte deux bords, dont le supérieur, qui regne le long de l'articulation, répond à la couronne ; tandis que l'inférieur, qui est plus grand & plus tranchant, répond au contour de la pince.

D. Tous les os dont l'avant-main de l'Animal est composé suffisamment examinés, il ne vous sera pas difficile d'en fixer le nombre ?

R. Les os du crâne, tant propres que communs, font au nombre de - - - - - 8

Les offelets de l'ouïe quatre de chaque côté, - - - 8

La mâchoire antérieure en a - - - - - - - 13 fans y comprendre les dents, qui font dans la Jument au nombre de 18. & dans le Cheval au nombre de - - - 20

La mâchoire postérieure n'en a qu'un - - - - 1 fans y comprendre les dents, qui font, comme dans la mâchoire antérieure, au nombre de - - - - - 20 & dans la Jument 18.

Enfin il est un os hyoïde, - 1

71

Ainsi

Ainſi la tête a ſoixan-
te & onze os, - - - - - - 71

Le col en a ſept, - -	7
L'épaule un de cha-que côté, - - - -	2
Le bras un de cha-que côté, - - - -	2
L'avant-bras un de chaque côté, - - - -	2
Le genou ſept de cha-que côté, - - - -	14
Le canon trois de chaque côté, y compris les peronnés, - - - -	6
Le paturon trois de chaque côté, y compris les ſeſamoïdes, - - -	6
La couronne un de chaque côté, - - - -	2
Le petit pied un de chaque côté, - - - -	2

43

Ce qui fait - - - 43
En tout pour l'avant-
main, - - - - - - - - 114 os.

DES OS DE L'EXTRE'-MITE' AN-TE'RIEU-RE.

CHAPITRE TROISIE'ME.

Des os du corps.

D **Q**Uels sont les os que vous dites entrer dans la composition du corps de l'Animal ?

R. Le corps est en général composé de l'épine, des côtes & du sternum.

D. Qu'est - ce que vous entendez par l'épine ?

R. L'épine n'est autre chose que cette colomne osseuse qui comprend non-seulement trente-une vertébres & un os particulier, que l'on nomme l'os sacrum, mais encore plusieurs petits os qui forment la queuë ; ensorte que cette colomne ou cette rangée d'os s'étend depuis la tête jusques à cette dernière partie.

D. Mais si cette colomne osseuse s'étend depuis la tête jusques à la queuë, pouvez-vous raisonnablement, après la division que vous avez faite du squelette en avant - main, en corps & en arrière-main, l'envisager com-

me dépendante entièrement du corps?
R. Je ne l'envisage pas aussi comme
dépendante entièrement du corps,
puisque, si vous daignez vous le rap-
peller, j'ai placé dans l'avant-main
l'encolure, c'est-à-dire, les sept vertébres cervicales, & puisque je me
propose encore de comprendre dans
l'arrière-main, & l'os sacrum, & les
os de la queuë: mais l'intention dans
laquelle je suis de vous donner l'idée
la plus nette & la plus précise de
la composition & de l'arrangement
de toutes ces piéces, m'a déterminé
à vous les présenter toutes en même
tems, & à ne les point séparer dans
l'explication & dans la description
que je prétens vous en faire. Nous
rentrerons néanmoins dans l'ordre
de ma prémière division, si nous
considérons dans l'épine cinq parties
différentes, sçavoir, sept vertébres
cervicales appartenantes à l'encolure; dix-huit vertébres dorsales, six
vertébres lombaires, le tout apparte-
nant au corps; l'os sacrum & les os
de la queuë, dependans de l'arrière-
main.

ARTICLE PRE'MIER.

DES VERTÉBRES EN GÉNÉRAL, ET DES VERTÉBRES CERVICALES.

D. QU'obſervez-vous en général dans les vertébres ?

R. Toutes les vertébres ont quelque choſe de commun entr'elles, & quelque choſe de particulier chacune. En général elles ont un corps, ſept apophiſes, quatre échancrures, & un trou conſidérable par où paſſe la moëlle épinière.

Leurs apophiſes ſont deux latérales ou tranſverſes, quatre obliques ſervant à leur articulation, & une épineuſe. Les deux apophiſes obliques antérieures ont leur face articulaire en deſſus, les poſtérieures l'ont en deſſous.

Les échancrures ſont placées entre le corps de la vertébre & l'apophiſe tranſverſe ; deux d'entr'elles ſont antérieures, & il en eſt deux poſtérieures. Ces échancrures en ſe joignant, ſçavoir les poſtérieures de la vertébre de devant avec les antérieures de la vertébre de derrière, forment un trou qui pénétre dans le canal de l'épine, & par où sortent de chaque côté les nerfs cervicaux, intercostaux & lombaires.

Elles sont de plus toutes jointes les unes aux autres par deux articulations, c'est-à-dire, par leur corps & par leurs apophises obliques.

La prémière de ces articulations est une espéce de genou, par lequel les postérieures sont reçuës dans les antérieures. La seconde, qui se fait par leurs apophises obliques, est ce qu'on nomme articulation par coulisse, parce que ces apophises glissent l'une sur l'autre.

Quant à ce qu'elles offrent de particulier, les vertébres cervicales sont beaucoup plus grosses que toutes les autres ; elles n'ont point d'apophises épineuses, comme celles du dos & des lombes, mais seulement une légère épine couchée le long de leur partie supérieure : & outre que les apophises latérales en sont beaucoup plus étenduës, elles sont percées par un canal qui donne passage aux vaisfeaux vertébraux qui fe portent à la tête, à l'exception des apophifes de la feptième, dans lefquelles il n'en eft point.

D. Ces vertébres n'ont-elles rien de plus remarquable ?

R. La prémière d'entr'elles a quelque chofe d'unique, & qui lui eft propre.

Sa partie antérieure a une entrée extrêmement large, garnie de deux foffes fémi-lunaires liffes & polies, def-tinées à recevoir les deux condyles de l'os occipital ; ce qui forme la jonction de l'encolure avec la tête par genou. Tout le canal de cette vertébre a auffi une largeur plus confidérable que celui des autres, parce qu'outre la moëlle de l'épine qui y paffe, il reçoit encore poftérieurement une éminence dépendante de la feconde vertébre, ainfi que vous allez le voir, & fes apophifes obliques poftérieures font enfin plus étenduës ; ce qui facilite la liberté de fes mouvemens de rotation fur la vertébre à laquelle elle eft articulée.

Cette vertébre eft, comme vous le comprenez, la feconde des fept cervicales ; elle eft la plus longue de

toutes, attendu une éminence antérieure que l'on y trouve, & que l'on
appelle apophife odontoïde ; elle entre dans le canal vertébral de la prémière.

Ses apophifes obliques antérieures
font plus larges, & répondent dès-
lors aux poftérieures de la vertébre
de deffus, tandis que les obliques
poftérieures ne préfentent rien de
différent. Quant à l'éminence qui
tient lieu d'apophife épineufe, elle
eft beaucoup plus remarquable, &
s'étend tout le long du corps de cet os.

A l'égard des cinq vertébres qui
fuivent, elles font toutes femblables
entr'elles : obfervons cependant que
l'articulation qui fe fait par leur corps
eft confidérablement plus marquée
que dans tout le refte de l'épine ; car
elles ont chacune antérieurement une
tête, & poftérieurement une cavité.
La dernière eft un peu moins grande
que les précédentes : & je vous ai
déjà fait voir que fes apophifes latérales ne font point percées, parce que
les vaiffeaux vertébraux ne commencent à entrer dans les vertébres que
dès la fixième.

DES VER-
TE'BRES EN
GE'NE'RAL,
ET DES
VERTE'-
BRES CER-
VICALES.

G iiij

ARTICLE SECOND.

Des vertébres du dos et des lombes.

D. Es vertébres du dos & des lombes sont donc proprement celles qui appartiennent au corps du squelette ?

R. Je vous l'ai déjà observé. Les prémières, c'est-à-dire, les vertébres dorsales, qui sont au nombre de dix-huit, sont infiniment plus petites que les cervicales ; leurs apophises transverses ont bien moins de longueur, mais leurs apophises épineuses sont beaucoup plus considérables. Pour ce qui concerne les obliques, ce ne sont que des facetes, pour ainsi dire, qui se joignent les unes aux autres ; elles ont de plus que les vertébres du col quatre demi facetes, sçavoir, deux aux parties latérales de leur corps, & une facete entière à leur apophise transverse. C'est à ces cavités que s'articule la tête des côtes, parce que la demi facete postérieure d'une vertébre avec l'antérieure de celle qui suit forment ensemble une petite cavité qui reçoit la tête de chaque côte, tandis que leur tuberosité se joint à la facete de l'apophise transverse.

La prémière vertébre dorsale a antérieurement une facete entière, qu'elle ne partage point avec celle qui la précéde, qui est une des cervicales : & la dernière n'en a point postérieurement, parce que la dernière côte s'articule avec la dix-septième & la dix-huitième de ces vertébres.

L'apophise épineuse de la prémière est fort petite : celles qui suivent particulièrement depuis la seconde jusques à la huitième sont très-élevées ; ce sont elles qui forment cette éminence que nous appellons le garot.

Les trois suivantes vont en diminuant, & les six dernières, qui sont moins hautes, mais plus larges, sont de grandeur presque égale.

La jonction de ces vertébres par leur corps ne constituë pas une articulation si considérable que celle de l'encolure, parce que leur tête & leur cavité diminuënt par degré jusques aux vertébres des lombes, où elles sont presque toutes applaties.

Les vertèbres lombaires font au nombre de fix, & affez femblables aux dernières vertébres dorfales par leur corps & par leurs apophifes épineufes. La différence la plus remarquable fe trouve dans leurs apophifes latérales ou tranfverfes, qui font une faillie plus grande, mais néceffaire pour foûtenir les mufcles, qui plus antérieurement étoient fupportés par les côtes.

Ces vertébres n'ont point de facetes latérales, parce qu'elles ne reçoivent point de côtes. La dernière d'entr'elles a le corps beaucoup plus applati & les apophifes tranfverfes plus larges, pour approcher par degré de la figure de l'os facrum, avec lequel elle s'articule.

Les mouvemens de cette colomne offeufe varient fuivant la configuration des piéces qui la compofent.

Les vertébres cervicales, par exemple, fe meuvent très-librement, parce qu'elles n'ont point d'apophifes épineufes qui les gênent, & qu'elles ne font unies à aucun autre os. La prémière avec la feconde a un mouvement de rotation particulier qui dépend de la forme évasée des apophises obliques de l'une & de l'autre, & de ce que cette prémière roule autour de l'apophise odontoïde de la seconde.

Les vertébres du dos sont celles qui ont le moins de mobilité, soit parce que les apophises épineuses, qui sont très-longues, & qui sont directement les unes devant les autres, les privent de la facilité de se mouvoir ; soit parce qu'elles s'articulent avec les côtes, & que si elles avoient été susceptibles de mouvemens considérables, les viscères contenus dans le thorax ou dans la poitrine en auroient infailliblement souffert.

Celles des lombes sont plus mobiles que celles-ci, mais non pas autant que les cervicales, attendu la longueur de leurs apophises transverses, & vu que leur articulation est assez serrée. Ce qui contribuë, en un mot, à la mobilité des uns & des autres de tous ces os, c'est leur union par leur corps au moïen d'un cartilage intermédiaire extrêmement élastique, extrêmement souple, qui ne peut en rendre les mouvemens que beaucoup plus doux.

ARTICLE TROISIE'ME.

DE L'OS SACRUM, ET DES OS DE LA QUEUE.

D. VOtre intention est sans doute de continuer la description des os que comprend l'épine : ainsi vous allez m'entretenir, & de l'os sacrum, & des os de la queuë, quoiqu'ils fassent partie de l'arrière-main du squelette ?

R. L'os qui suit immédiatement les vertébres est l'os sacrum; sa figure est triangulaire : & quoique, dans le Cheval, il ne paroisse être qu'une seule piéce; il est néanmoins, dans le Poulain, composé de cinq os, comme d'autant de vertébres, qui s'unissent entièrement dans la suite.

Vous le verrez percé dans toute sa longueur d'un canal osseux qui répond au canal des vertébres, & qui loge l'extrémité de la moëlle de l'épine.

Sa partie supérieure est éminente &

comme compofée de cinq apophifes épineufes, qui ne font féparées que par leurs extrémités. Sa partie infé-rieure eft applatie & percée de quatre trous qui pénétrent dans la moëlle de l'épine, qui répondent à la face fupérieure, & par lefquels fortent des cordons de nerfs.

L'extrémité antérieure de ce même os fe joint avec la dernière vertébre des lombes; il a pour cet effet deux apophifes obliques & une efpéce de tête, ce qui fait une articulation fem-blable à celle des autres vertébres.

De plus, les parties latérales de cette extrémité antérieure ont deux petites faces peu longues, qui fe joi-gnent avec les apophifes tranfverfes de la dernière vertébre lombaire.

Son extrémité poftérieure s'unit avec le prémier des os de la queuë, par fa partie moïenne feulement.

Ces os de la queuë font les der-niers qui entrent dans la compofition de l'épine : on les appelle vulgaire-ment les nœuds de la queuë, & ils font au nombre de fept à huit.

Ils reffemblent à de petites verté-bres, dont la prémière fe joint à l'ex-

trémité poftérieure de l'os facrum , &
qui s'articulent ainfi fucceffivement
les unes & les autres. Elles diminuënt toûjours infenfiblement en volume. Les prémières confervent encore un trou , qui forme la fin du
canal de l'épine : mais les dernières
n'ont qu'une échancrure à leur partie
fupérieure , & c'eft-là que fe termine
la moëlle épinière.

ARTICLE QUATRIE'ME.

DES CÔTES ET DU STERNUM.

D. LA feconde partie du corps n'eft-
elle pas , felon ce que j'en peux
juger par ce que vous m'avez dit ,
la poitrine ou le thorax ?

R. Oui , & le thorax eft compofé des
côtes & du fternum.

D. Qu'eft-ce que le fternum ?

R. Le fternum eft un os fpongieux de
la longueur d'environ un pied dans
les Chevaux ordinaires. Il eft placé à
la partie antérieure du thorax ; il y

fert comme de clef ou d'arc-boutant aux côtes, principalement aux neuf prémières, qui s'y joignent immédiatement. On le trouve formé par fix ou fept os dans les Poulains : mais dans le Cheval, ces fix ou fept os font tellement unis, qu'ils n'en font qu'un feul ; on diftingue néanmoins toùjours les veftiges de leur union.

DES CÔTES ET DU STERNUM.

Antérieurement il eft applati de deffus en deffous : mais il change de figure en fe portant en arrière, & devient plat dans fes parties latérales, enforte qu'inférieurement fon bord eft tranchant ; & c'eft ce bord tranchant que l'on appelle l'épine du fternum.

Le long des parties latérales, à droite & à gauche de cet os, il eft huit à neuf petites facetes remplies & garnies d'un cartilage où viennent fe joindre ceux des neuf prémières côtes.

Enfin fon extrémité poftérieure fe termine par un cartilage pointu, qui par fa prétenduë reffemblance à la pointe d'un poignard, a été nommé cartilage xiphoïde.

D. Combien le Cheval a-t'il de côtes ?

R. Les côtes font au nombre de trente-six, dix-huit de chaque côté. Représentez-vous-les comme des os étroits & figurés en demi cercles, plus ou moins arrondis felon leur grandeur ; car elles différent toutes en volume. Les prémières font les plus petites ; elles augmentent en longueur & en courbure par degré jufques à la neuvième, elles diminuënt enfuite de même par gradation jufques à la dernière : remarquez encore que ces fept ou huit antérieures font plus larges & plus applaties que les autres, qui font plus arrondies & moins groffes.

Tous ces os ont le long de leur bord poftérieur, fur tout dans leur commencement, une légère finuofité, dans laquelle fe trouvent logés le nerf, l'artère & la veine intercoftale ; quelquefois, & même fouvent, ces vaiffeaux fe rencontrent néanmoins dans le milieu de l'intervalle qui eft entre les côtes : j'ajoûterai que la prémière eft privée de cette finuofité, de même que les cinq à fix poftérieures.

D. Comment font articulées les côtes ?

R. Toutes les côtes fe joignent avec les vertébres dorfales par cette efpéce d'articulation que l'on nomme charnière.

nière. Elles ont en effet deux émi-
nences à leur partie supérieure ; l'une
de ces éminences est la tête de la
côte qui est précisément à son extré-
mité ; l'autre en est la tuberosité, elle
est située un peu plus bas. La pré-
mière est arrondie, pour être reçuë
dans les fossettes latérales qui sont
au corps des vertébres du dos, &
que j'ai dit être formées par des de-
mi facetes qui se trouvent au bord
de chaque vertébre. La seconde, j'en-
tens la tuberosité, est légèrement cave,
ou tout au moins applatie ; elle se
joint à l'apophise transverse de ces
mêmes vertébres : or c'est cette dou-
ble articulation qui caractérise l'arti-
culation par charnière, parce que les
côtes reçoivent & sont reçuës. Vous
n'oublierez pas qu'en parlant des ver-
tébres j'ai observé que la prémière
côte étoit reçuë toute entière dans la
prémière vertébre dorsale, de même
que la dix-huitième l'est aussi entiè-
rement dans la dernière.

D. Ne me direz-vous rien sur les car-
tilages des côtes ?

R. Chaque côte a à son extrémité in-
férieure un cartilage : ces cartilages

DES CÔTES ET DU STERNUM.

font à peu près de même figure, selon leur position ; car ils augmentent toûjours en longueur depuis la prémière jusques à la dernière.

Le cartilage de la prémière sur tout est extrêmement court, mais plus large, parce que la côte l'est toûjours davantage : le second a moins de largeur & plus de longueur ; ainsi successivement des autres, de manière que les derniers sont très-minces.

Les côtes s'y unissent immédiatement d'une façon qui ne permet aucun mouvement à cette jonction. Il n'en est pas ainsi de l'autre extrémité de ces mêmes cartilages : ceux des neuf prémières côtes se portent jusques au sternum, où ils sont reçus dans de petites fossettes, qui sont, comme je l'ai remarqué, aux parties latérales de cet os ; & cette jonction, qui n'est pas si immédiate & si serrée que la précédente, ne leur interdit pas toute mobilité, à l'exception cependant du prémier, qui n'en reconnoît point, attendu sa briéveté & son union intime avec le sternum.

D. Ne sont-ce pas ces neuf prémières côtes que l'on désigne par l'épithéte de vraies ?

R. C'eſt parce qu'elles vont au ſternum par leur cartilage, qu'on les appelle vraies côtes; à la différence des neufs poſtérieures, que l'on nomme fauſſes côtes, vû que leurs cartilages ſe joignent & ſe couchent ſeulement les uns ſur les autres, c'eſt-à-dire, que celui de la dixième s'unit à celui de la neuvième, & ainſi ſucceſſivement.

DES CÔTES
ET DU
STERNUM.

Une obſervation que je n'ai garde d'omettre ſur la jonction & la poſition des côtes, eſt que la prémière eſt preſque perpendiculaire de l'épine au ſternum : la ſeconde l'eſt moins & ſe porte un peu plus en dehors, & elles ſuivent cet ordre & cet arrangement juſques à la dix-huitième; ce qui, avec la différence de leur courbúre, rend le thorax extrêmement étroit antérieurement, & plus évaſé poſtérieurement & par gradation : auſſi les dernières étant plus élevées, & en même tems plus courtes, laiſſent-elles depuis le ſternum un vuide entr'elles, lequel a la figure d'un triangle.

H ij

CHAPITRE QUATRIE'ME.

De l'os de l'arrière-main.

D. L'Arrière-main comprend l'os sacrum, les os de la queuë, le baffin & toute l'extrémité poftérieure : mais inftruit de ce qui concerne & l'os facrum & ceux de la queuë, pourrois-je vous demander ce que vous entendez par le baffin ?

R. Le baffin eft proprement formé par le concours de fept os, fçavoir, deux ileon, deux ifchion, deux pubis, & l'os facrum, qui fitué dans le milieu, fert comme de clef à tous les autres.

Les os ileon, ifchion & pubis ne font féparés que dans les jeunes Poulains ; car dans le Cheval, ils font non-feulement unis entre eux, mais même avec ceux du côté oppofé, de forte que ces fix os n'en font qu'un, que quelques Anatomiftes groffiers ont appellé l'os de la cariole, & entre lefquels eft un efpace confidérable que

l'on nomme le baſſin, où ſont contenus le dernier des inteſtins, la veſſie
& les parties de la génération.

D. Examinons-les ſéparément ?

R. L'ileon eſt le plus conſidérable, il
eſt à la partie ſupérieure ; c'eſt celui
qui paroît le plus dans les Chevaux
atrophiés, qui forme ce que l'on nomme communément les hanches , &
qui par ſa trop grande ſaillie mérite
aux Chevaux dans leſquels il eſt trop
apparent le nom & le titre de cornus.

Sa figure eſt triangulaire , & j'y
enviſage deux faces, un corps & trois
angles.

La face externe eſt liſſe & concave :
auſſi loge-t'elle les muſcles feſſiers.

La face interne eſt légèrement convexe, & couverte par le muſcle iliaque.

La partie poſtérieure de cette même face eſt âpre & raboteuſe, & s'u-
nit conſéquemment plus étroitement
avec un cartilage qui ſert d'attache à
l'os ſacrum, & qui le joint avec ces os.

Le corps en eſt la partie moïenne,
& n'a rien de particulier.

L'angle poſtérieur eſt celui qui s'u-
nit à l'os ſacrum.

L'angle antérieur est plus large; il est garni de plusieurs aspérités où s'attache la partie inférieure des muscles de l'abdomen, ainsi que plusieurs muscles de la cuisse.

Enfin l'angle inférieur est celui qui s'unit à l'os pubis & à l'os ischion. Il a une concavité qui contribuë avec ce dernier à la formation de la cavité cotiloïde, où l'os de la cuisse s'articule. Il forme aussi en partie le trou ovalaire.

Antérieurement, entre l'angle antérieur & inférieur, est une échancrure sémilunaire, par dessus laquelle passent les tendons des muscles iliaques & psoas qui vont à la cuisse, de même que les vaisseaux cruraux, artères, veines & nerfs.

Entre ce même angle inférieur & le postérieur, est une autre échancrure moins considérable, au dessous de laquelle passent les nerfs sciatiques qui vont à la cuisse.

D. Où est situé l'ischion ?

R. L'ischion est au dessous de celui-ci; il est joint avec l'os pubis & l'ileon, & de plus avec celui du côté opposé. On peut considérer à cet os un corps & deux branches.

Le corps en est la portion la plus forte.

La partie antérieure de cet os sert d'attache au muscle triceps.

La partie inférieure, qui est raboteuse, se nomme la tuberosité de l'ischion, & sert d'attache aux tendons de plusieurs muscles de la cuisse.

La prémière des deux branches, c'est-à-dire, l'antérieure, s'unit avec l'os pubis : la seconde, ou la postérieure, est beaucoup plus grosse ; elle se joint avec l'ileon, & forme la plus grande portion de la cavité cotyloïde.

Dans le milieu de cette cavité, à peu près dans l'endroit de la jonction de ces deux os, est un enfoncement inégal où s'attache le ligament rond de la cuisse, qui retient le femur dans cette cavité. Remarquez de plus qu'elle n'est pas exactement ronde, elle est interrompuë par une échancrure qui répond à l'enfoncement où loge ce ligament, & qui est remplie par un autre ligament très-fort qui acheve de la fermer : c'est par cette raison que la luxation de la cuisse pourroit être

DE L'OS DE L'ARRIE'-
LE - MAIN.

H iiij

plus facile de ce côté, c'eft-à-dire, en dedans, qu'en dehors, où la cavité eft plus haute.

Entre les deux branches de cet os eft une échancrure confidérable, que vous devez regarder comme la portion la plus grande du trou ovalaire; c'eft-là que font les mufcles obturateurs. Entre fa tuberofité & la branche poftérieure, eft encore une autre échancrure plus étenduë, mais moins concave, par où paffe le tendon du mufcle obturateur interne.

J'ajoûte que de l'union de cet os avec fon femblable réfulte auffi inférieurement une troifième échancrure triangulaire, à laquelle font attachées les racines du membre de l'Animal & par où paffe conféquemment l'urétre, tandis que dans la Jument elle fournit un paffage au vagin.

Le troifième des os pairs du baffin eft enfin le pubis. Il eft le plus petit de tous, fa figure eft triangulaire, & j'y remarque trois bords & trois angles.

Le bord interne fe joint avec le pubis de l'autre côté par une jonction ferrée que l'on nomme fymphiſe, de même que celle qui unit les deux os iſchion.

Le bord antérieur ſert d'attache au muſcle droit de l'abdomen & à une portion des obliques.

Le bord externe eſt celui qui finit le trou ovalaire.

D. De combien d'os l'extrémité poſté-rieure eſt-elle compoſée ?

R. L'extrémité poſtérieure comprend le femur ou l'os de la cuiſſe, le tibia ou l'os de la jambe, les os du jar-ret, le canon, les petits peronnés, l'os du paturon, les deux petits os du paturon ou les ſeſamoïdes, l'os de la couronne & l'os du petit pied.

D. Le femur eſt donc celui qui forme la cuiſſe ?

R. Dans la diviſion du Cheval conſi-déré extérieurement, je vous ai fait faire cette obſervation.

Cet os eſt le plus conſidérable de tous ceux qui affermiſſent & qui étaïent la machine. Reconnoiſſez-y un corps & deux extrémités.

Le corps en eſt la partie moïenne. Il a à ſa partie latérale externe une apophiſe que nous nommerons le pe-tit trochanter, & à ſa partie latérale interne eſt une ligne raboteuſe qui ſert d'attache aux muſcles triceps.

L'extrémité ſupérieure a trois éminences.

La plus grande eſt une tête arrondie qui entre dans la cavité cotiloïde des os des hanches, & forme l'articulation par genou de la cuiſſe avec le baſſin.

Cette éminence a une échancrure à la partie latérale interne, où s'attache le ligament rond qui tient cet os aſſujetti dans la cavité où il s'emboëtte ; & de plus, il eſt un autre ligament qui l'attache avec les os des îles, en paſſant par deſſus cette articulation.

La ſeconde éminence, qui eſt la plus élevée, eſt l'apophiſe appellée le grand trochanter : elle donne attache au muſcle grand feſſier.

La troiſième eſt moins détachée du corps de l'os, elle eſt âpre & raboteuſe ; on peut la nommer la tuberoſité du femur : ſa deſtination eſt auſſi de ſervir d'attache à des muſcles.

L'extrémité inférieure eſt terminée de même par trois éminences, dont une antérieure & les deux autres poſtérieures.

L'antérieure est partagée par une gouttière, & c'est à cet endroit qu'est située la rotule : elle glisse, elle fait ses mouvemens sur cette éminence, qui pour cet effet est lisse & polie.

De l'os de l'arrie'-re-main.

Les deux postérieures méritent le nom de condile. L'un est interne, & l'autre est externe. Ils ressemblent à deux têtes lisses & unies qui sont séparées par une grande échancrure garnie ordinairement par la graisse, remplie de quantité de sinovie, & où s'attachent des ligamens qui vont s'insérer à l'extrémité supérieure du tibia. C'est par ces éminences que l'os du femur est articulé, & fait ses mouvemens avec le tibia par une articulation par charnière.

D. Quel est l'os que vous appellez la rotule ?

R. On appelle rotule cet os d'une forme presque quarrée qui se trouve sur l'éminence antérieure de l'extrémité inférieure du femur. Il est maintenu dans cette situation par les ligamens capsulaires de cette articulation & par les tendons des muscles extenseurs de la jambe, qui s'attachent à cet os avant que de parvenir au tibia ;

enforte qu'il fait l'office d'une poulie, en gliffant fur l'éminence du femur dans les mouvemens de contraction de ces mufcles.

D. Qu'eft-ce que nous obferverons dans le tibia ?

R. Nous y remarquerons pareillement un corps & deux extrémités.

Le corps eft cilindrique, légèrement applati à la partie poftérieure : on y voit quantité d'empreintes mufculaires.

L'extrémité fupérieure, qui eft beaucoup plus groffe que le corps, forme une efpéce de tête applatie garnie de deux facetes fur lefquelles roulent les deux éminences du femur. Ces facetes font féparées par une éminence qui eft reçuë dans l'échancrure que vous avez vuë entre les deux condiles de cet os, & cette éminence elle-même eft creufée par une échancrure où s'attachent les ligamens que j'ai dit en venir.

La partie antérieure de cette extrémité fupérieure a une éminence inégale & raboteufe, nommée la tuberofité du tibia : le fort tendon des mufcles extenfeurs de la jambe s'y attache, après avoir passé sur la rotule.

A côté de cette tuberosité, & à la partie externe, est une échancrure en forme de gouttière, qui donne passage à un muscle.

La partie postérieure de cette même extrémité est aussi creusée d'une fosse que j'appelle la fosse du tibia, elle contient communément beaucoup de graisse ; c'est-là que s'attache aussi un ligament très-fort qui joint cet os au femur. Dans cette jonction il est deux cartilages sémilunaires qui servent à former une cavité un peu plus ample pour recevoir les deux condiles : ces deux cartilages sont attachés de côté & d'autre par des ligamens à la tête de l'os dont nous parlons.

Enfin son extrémité inférieure présente trois éminences séparées par deux cavités. Celle du milieu porte le nom d'apophise mitoïenne, & les deux latérales celui d'apophises condiloïdes, dont l'une est interne & l'autre externe.

Les éminences du principal os du jarret sont reçuës dans les deux cavités, ce qui constituë une articulation par charnière plus parfaite que toutes celles que nous trouvons dans le reste du corps de l'Animal.

D. Le tibia est donc joint au canon par ce qu'on appelle le jarret ?

R. Oui, & le jarret est composé de six os. Le plus considérable est celui que l'on nomme la poulie, parce qu'en effet il en a la figure. Il est arrondi dans sa partie antérieure, & l'on y voit deux éminences séparées par une cavité, qui répondent, ainsi que je viens de vous le dire, à l'extrémité inférieure du tibia.

La partie postérieure de ce même os a trois facetes qui répondent à celles qui sont au second os du jarret.

Ce second os, qui forme la tête ou la pointe du jarret, répond assez par sa fonction & par sa forme à ce qu'on appelle, dans l'homme, le calcaneum : aussi lui assignerai-je cette dénomination. Il est plus allongé que le précédent ; sa partie supérieure est une espéce de tuberosité où s'attache un fort tendon du muscle extenseur du canon, & l'on observe à sa portion inférieure trois facetes qui s'appliquent à celles de l'os de la poulie.

Entre ces deux parties supérieure

& inférieure eſt un enfoncement en forme d'échancrure, par où paſſent des tendons qui vont s'inſérer plus bas.

Les quatre autres os qui entrent dans la compoſition du jarret ſont beaucoup plus petits : les deux pré-miers ſont applatis, & ſont exactement joints enſemble : de plus, le prémier l'eſt avec l'os de la poulie, & le ſe-cond avec la tête du canon.

Le troiſième a une figure plus ir-régulière : il eſt placé à la partie la-térale externe ; il s'unit aux deux os dont nous venons de parler, ainſi qu'au calcaneum.

Le dernier enfin ſe joint ſeulement au prémier & au ſecond os.

Les uns & les autres de ces ſix os dont le jarret eſt formé ſont unis par beaucoup de petites facetes, & doi-vent leur exacte jonction à des liga-mens très-forts qui s'oppoſent au dé-placement auquel les violens efforts de cette partie les rendroient ſujets. Cette articulation permet au Cheval des mouvemens infiniment ſouples, quoique les os n'aïent entre eux-mêmes que très-peu de mobilité. Remarquez encore que dans les intervalles qui les diftinguent il eft plufieurs petites cavités garnies de graiffe & d'humeur fynoviale, qui ne contribuënt pas peu à adoucir & à lubrifier cette articulation.

Quant au canon, il eft entièrement femblable à celui de l'extrémité antérieure, à cette feule différence près, qu'il eft un peu plus long. Il eft de même compofé d'un os principal & de deux peronnés. Il fe joint par fa partie fupérieure avec le jarret, au moïen de petites facetes qui répondent au fecond & au troifième des petits os, & s'articule par fa partie inférieure à l'os du paturon.

Celui - ci, ainfi que ceux de la couronne & du petit pied, n'auroit rien de nouveau pour vous ; car j'imagine que vous vous rappellez tout ce que je vous ai dit lors de la defcription des os de l'avant - main, & ils font précifément pareils : l'expofition en feroit donc inutile.

D. L'énumération des os de l'avant-main nous en a préfenté cent quatorze : voïons combien le fquelette de l'Animal nous en offrira, tous les os qui le compofent étant comptés & réünis ?

R. Je

R. Je compte dans le corps,

1°. Vertébres dorsales, 18 ⎫
2°. Vertébres lombaires, 6 ⎬
3°. Dix-huit côtes de ⎬ 61
    chaque côté, — — 36 ⎬
4°. Le sternum, — — — 1 ⎭

Les os de l'arrière-main seront,

1°. L'os sacrum, — — — 1 ⎫
2°. Les os de la queuë, 8 ⎪
3°. Les os des îles, — — 2 ⎪
4°. Le femur, — — — 2 ⎪
5°. La rotule, — — — 2 ⎪
6°. Le tibia, — — — 2 ⎪
7°. Les os du jarret, — — 12 ⎬ 45
8°. Le canon, — — — 2 ⎪
9°. Les peronnés, — — 4 ⎪
10°. Les sesamoïdes, — 4 ⎪
11°. Le paturon, — — — 2 ⎪
12°. La couronne, — — 2 ⎪
13°. Le petit pied, — — 2 ⎭

Partant, les os de l'avant-main, qui vont à — — — — — 114

Et ceux du corps & de l'arrière-main nombrés ci-dessus, feront en tout le squelette du Cheval, — — — — — 220 os.

Fin de l'Hipposteologie.

Tome II. Part. I.   I

DE L'OS DE
L'ARRIE-
RE-MAIN.

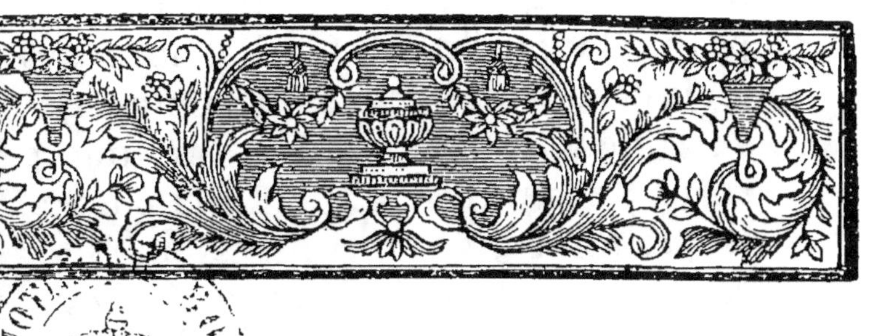

DE
LA SARCOLOGIE.

D. **L**A Sarcologie comprend en général toutes les parties molles que l'on obſerve dans le corps du Cheval ; c'eſt du moins ainſi que vous l'avez définie : mais ces parties molles ne ſouffrent-elles point de diviſion ?

R. Je les diviſe, pour parler le langage ordinaire des Anatomiſtes, en parties contenantes & en parties contenuës.

J'entens par parties contenantes toutes celles qui ſervent d'enveloppe générale ou d'enveloppe particuliè-re aux autres, qui les couvrent & qui les revêtent.

J'appelle parties contenuës celles qui ſe trouvent couvertes, revêtuës

& enveloppées. Ainsi le cuir ou la peau, la graisse du Cheval sont des tégumens universels & communs qui s'étendent extérieurement sur tout le corps de cet Animal : ainsi la plevre, le peritoine, les meninges sont des enveloppes propres, bornées & destinées, celles-ci à contenir la masse & la substance moëlleuse du cerveau, celle-là à renfermer les lobes du poumon, le peritoine enfin à maintenir, à revêtir, à embrasser presque tous les viscères contenus dans la troisième cavité de l'Animal, je veux dire, dans l'abdomen ou le bas ventre.

DES TÉGUMENS COMMUNS, ET PRE'MIE'REMENT DE LA PEAU DU CHEVAL.

D. Quelle est l'idée que vous vous êtes formée de la structure & de la composition de cette membrane ou de ce tégument universel que nous nommons le cuir ou la peau du Cheval ?

R. L'idée que j'en conçois est très-différente de celle qu'on s'en est faite & qu'on en a eu jusques à présent.

Loin d'envisager en effet ce tégument comme un composé de nombre de corps & de membranes différentes, je n'en considérerai que deux générales en examinant & sa nature & sa substance, sçavoir, le derme ou la peau, la surpeau ou l'épiderme.

D. Qu'est - ce que vous nommez proprement le derme ou la peau ?

R. Le cuir ou le derme forme précisément ce que nous appellons le corps de la peau, & n'est autre chose que cette membrane considérable placée le plus près des chairs, & qui en recouvre exactement la superficie. L'épaisseur de cette enveloppe membraneuse est dans l'Animal d'environ deux ou trois lignes : elle varie néanmoins selon les parties qu'elle revêt; car cette épaisseur est plus forte au dos, aux jambes, à l'encolure, qu'au ventre, aux aines, aux ars & aux nasaux, &c.

D. Quelle en est la composition ?

R. Je la regarde comme un tissu fort serré de fibres particulières, membraneuses & blanchâtres, & qui ne peuvent être dites nerveuses & tendineuses, qu'attendu la ressemblance qu'el-

DES TE'GU-
MENS COM-
MUNS, ET
PRE'MIE'-
REMENT
DE LA
PEAU DU
CHEVAL.

I iij

les ont avec celles dont les nerfs &
les tendons sont formés. Leur ordre,
leur arrangement, au surplus, est tel
qu'il n'est pas possible de le déterminer & de le décrire : mais elles sont
croisées & entrelacées de manière que
le cuir peut s'étendre & prêter autant
que l'exigent & le demandent l'augmentation de certaines tumeurs, ou
la présence du fetus dans l'abdomen ; tandis que d'un autre côté leur
contractilité naturelle, c'est-à-dire,
la force de contraction ou d'élasticité
dont toutes les fibres sont douées, les
fait revenir & les ramene à leur prémier état, dès que la cause de la dilatation cesse.

D. La peau du Cheval n'est donc qu'un
composé de fibres particulières &
membraneuses ?

R. C'est de l'assemblage & de l'entre-
lacement en tout sens de ces fibres
que résulte le corps du derme, elles
forment sa principale substance : mais
on y découvre encore, dans les espaces ou les areoles qu'elles laissent entr'elles, une quantité considérable de
vaisseaux de toute espéce.

D. Y remarque-t'on des vaisseaux nerveux ?

R. Les nerfs qui y aboutissent ne se terminent en aucun endroit fixe & limité par des mammelons particuliers, leur extrémité se porte & se disper- se irrégulièrement dans le corps du cuir; de manière que je ne sçaurois, comme les Anatomistes du corps hu- main, en faire une partie particuliè- re & distincte, telle que celle à laquel- le ils ont donné le nom de corps mammelonné.

Quant aux vaisseaux sanguins, ils s'y distribuënt aussi en grand nombre : mais il en est beaucoup qui s'y bor- nent & s'y terminent entièrement, c'est-à-dire, que les extrémités, les dernières ramifications de ceux - ci aboutissent, s'arrêtent & finissent leur trajet à la superficie du cuir. Là ils s'ouvrent en dehors par autant d'ori- fices qu'il est d'extrémités : & comme ils sont à leurs dernières divisions , ils ne donnent, attendu leur étroites- se & la petitesse infinie de leur dia- métre , passage qu'à la portion la plus subtile du sang, qu'à sa partie séreuse, & non aux globules rouges, qu'ils ne sçauroient admettre, & qui ne peuvent s'y engager qu'en consé-

DES TÉGU-
MENS COM-
MUNS, ET
PRE'MIE'-
REMENT
DE LA
PEAU DU
CHEVAL.

I iiij

quence de quelque effort contre nature de la part des solides ou des fluides trop en mouvement; ce qui forme alors ce que nous appellons in-
flammation. Vous voïez donc que
tous ces petits vaisseaux séreux qui se
portent à la peau, loin d'être différens de ceux qui contiennent le sang
ou la liqueur rouge, n'en sont que la
suite, la continuation, l'extrémité, &
peuvent être de deux sortes : en effet,
il en est qui partant des artères, répondent à de pareils vaisseaux veineux, tandis que les autres ne répondant & ne s'abouchant en aucune
façon à aucun autre tuïau, se terminent & finissent au dehors ; & ce
sont ceux, des orifices desquels résultent ces petits trous imperceptibles &
innombrables, que nous nommons
pores. C'est par eux que se fait continuellement, dans l'Animal, comme
dans l'homme, une évaporation &
une évacuation considérable désignée par le nom de transpiration
insensible & cutanée, & qui s'éleve
en forme de vapeurs, comme celle
qui se fait à travers les poumons.
Je dis une évaporation & une éva-

cuation confidérable ; car cette excrétion, qui s'exécute fans cefle &
dans toute l'étenduë du corps, fur-
pafle conféquemment en quantité toutes les autres, de quelque nature
qu'elles foient : elle eft même plus
copieufe dans certaines parties, principalement dans celles qui font les
plus expofées au frotement, comme
aux ars, entre les fefles, &c.

Que fi, à raifon d'une caufe quelconque, de quelques vives douleurs,
de quelque mouvement contraint,
de quelque exercice violent & forcé,
le mouvement & la quantité du fang
font augmentés dans les vaifleaux fanguins, alors les petits vaifleaux féreux qui en font une fuite, qui portent & qui charrient la matière qui
doit s'exhaler infenfiblement, fe ref-
fentent de cette augmentation, ils fe
rempliffent davantage, ils reçoivent
beaucoup plus de liqueur ; & comme
ils la verfent & la répandent en plus
grande abondance, l'humeur dégor-
gée s'unit au dehors, ce qui n'é-
toit qu'une vapeur d'eau paroît en
goutte : de-là cette tranfpiration fenfible, connuë fous la dénomination

DES TÉGU-
MENS COM-
MUNS, ET
PRE'MIE'-
REMENT
DE LA
PEAU DU
CHEVAL.

de fueur, & qui peut de même être occafionnée par le relâchement des vaiffeaux.

Or concevez que lorfque je vous ai dit que vous trouveriez dans le corps de la peau des vaiffeaux de toute efpéce, j'ai entendu parler, 1o. des vaiffeaux nerveux : 2o. des vaiffeaux fanguins qui admettent le fang même, & dont la préfence eft conftatée par l'épanchement d'une ou de plufieurs gouttes de fang enfuite de la plus légère bleffure : 3o. des vaiffeaux féreux, qui quoique tous émanans, & étant une continuation & des feries des vaiffeaux fanguins, doivent être réellement diftingués ; puifque les uns, que je nomme vaiffeaux exhalans ou vaporiféres, aboutiffent & finiffent à la peau, & font deftinés à donner paffage à cette humeur fubtile qui s'échappe en fumée, & à cette humeur féreufe qui conftituë la fueur ; tandis que les autres, qui font auffi l'extrémité des tuïaux artériels, mais qui répondent à de pareils vaiffeaux veineux, charrient & contiennent une liqueur dont la portion la plus fine fournit la nourriture à la peau, la plus grossière rentrant & étant rapportée dans le torrent de la circulation, pour y être de nouveau affinée, brisée, atténuée, & pour acquerir la perfection qui lui est néceffaire : & ces derniers font les vaiffeaux limphatiques. Ajoûtons que si en quelques endroits du corps, comme aux ars, aux aines, aux yeux, entre les feffes, dans l'intérieur de l'oreille, près des testicules & du fourreau, on apperçoit une humeur graffe, épaiffe, elle est fournie par des organes particuliers, c'est-à-dire, par de petites glandes, que nous nommerons, ainsi que dans l'homme, glandes sebacées, comme nous appellerons humeur sebacée la liqueur qui en découle. Ces glandes font senfibles à la vuë, & le suc visqueux qu'elles filtrent sert en général de liniment aux parties expofées à des humeurs âcres ou à des froiffemens ; liniment peu fluide, qui ne se répand pas par conféquent fort loin, & qui dans le conduit de l'oreille, dont il défend l'entrée à tous infectes, est plus gras, céracé & friable.

D. Vous n'admettez donc point dans

le Cheval de glandes miliaires, de
tuïaux sudoriféres ; & vous rejettez
à cet égard l'opinion de presque tous
les Anatomistes du corps humain ?
R. Je n'ai garde de m'élever contre
leur sentiment, je respecte les déci-
sions que plusieurs d'entr'eux ont portées sur la structure d'un sujet dont
toutes les parties ont fait l'objet de
leur étude & de leurs recherches :
mais l'inspection la plus longue &
la dissection la plus exacte ne m'ont
rien découvert dans l'Animal que je
puisse reconnoître comme glandes miliaires, ou comme des tuïaux sudoriféres particuliers ; & la supposition
de leur existence seroit une hipothè-
se sans nécessité. Il est dans la con-
templation des effets admirables de
la nature, des routes semées d'écueils :
le moïen de les éviter n'est pas d'é-
tablir des sistêmes sur des principes
factices & imaginaires. D'ailleurs, celui par lequel on a voulu réaliser ces
glandes & la filtration glanduleuse
de la sueur, n'a pas été généralement embrassé. Ruisch en effet a
formellement nié les prémières, &
quelques Phisiologues ont pensé, com-

me lui, que l'expulſion de cette liqueur ſubtile & aqueuſe, qui s'échappe inſenſiblement, ſe fait par la
voie des dernières extrémités des artères cutanées. Quant à la tranſpiration ſenſible, on peut oppoſer aux
ſectateurs des tuïaux ſudoriféres ce
qu'ont écrit Liſter, Bohn, de Gorter,
& nombre d'autres Auteurs, qui nous
apprennent que la ſueur & l'humeur
perſpirante ne prennent point, pour
s'évacuer, de routes différentes : &
s'il eſt beſoin de preuve pour ſe convaincre que la ſueur eſt une liqueur
abſolument artérielle, qui ſe porte
au dehors ſans qu'aucune glande ſoit
chargée de l'ouvrage de cette ſécré-
tion, on la tirera infailliblement de
la prodigieuſe diſtention que ſouffri-
roient les follicules dans un homme
ou dans un Cheval qui ſeroit quelque tems ſans ſuer, ſi les émiſſaires
de cette liqueur étoient réellement
des corps glanduleux; & de l'inertie
dans laquelle ſeroient les tuïaux ſudoriféres en pareil cas, s'il en étoit
de ſpécialement & d'uniquement deſ-
tinés à l'évacuation de cette humeur,
que la force de la circulation ou le

DES TE'GU-
MENS COM-
MUNS, ET
PRE'MIE'-
REMENT
DE LA
PEAU DU
CHEVAL.

relâchement des vaiſſeaux rend ſenſible.

D. Mais d'où provient cette écume blanche que nous appercevons à la ſuperficie du corps du Cheval en nage ?

R. L'humeur perſpirante eſt beaucoup
plus épaiſſe dans cet Animal que dans
l'homme, & ſon moins de ſubtilité
peut être vraiſemblablement attribué
au diamétre plus conſidérable des
vaiſſeaux & à la nature même du
ſang du Cheval, lequel eſt infiniment plus viſqueux. Cette humeur
qui s'exhale ſans ceſſe s'arrête facilement à la ſuperficie du cuir, vû les
poils qui le recouvrent, & ſon deſ-
ſéchement forme la craſſe que l'on
enleve à chaque panſement : or, dès
qu'à raiſon d'un exercice plus violent, l'excrétion eſt augmentée, la
ſueur qui réſulte de l'abondance de
l'humeur tranſpirante détrempera le
corps blanchâtre, qui n'eſt autre choſe
que cette craſſe ; & ſi dans cet inſtant il y a dans un endroit quelconque frotement ou des parties les
unes contre les autres, ou de quelque harnois, comme des rênes du
bridon & de la bride ſur l'encolure,

de la tetière, de la croupière, du
poitrail, &c. l'air agité par ce frotement, qui ne fait pas une preſſion
directe, immédiate & continuelle ſur
le cuir, pénétrera dans l'eſpace &
dans les intervalles qui ſont entre les
poils & la peau, & diviſant, ainſi
que le frotement, la craſſe détrempée,
produira cette écume dont vous re-
cherchez la cauſe.

D. Toutes les extrémités des vaiſſeaux
dont vous venez de me parler, ſçavoir, des nerfs, des artères & veines
ſanguines ou ſéreuſes, ne ſont-elles
pas ſoûtenuës & affermies par ce qu'on
appelle le corps muqueux ?

R. Je ſçais que dans l'examen de la
peau humaine on compte un troiſième corps produit par l'épaiſſiſſement
d'une humeur mucilagineuſe, qui
rempliſſant les interſtices & les intervalles que laiſſent entr'eux ces différens vaiſſeaux, peut empêcher qu'ils
ne ſoient affaiſſés & renverſés par
l'impreſſion des corps extérieurs : mais
cette humeur muqueuſe n'eſt point
aſſez clairement diſtincte dans le
Cheval, pour être définie une partie
ſéparée, & pour mériter une dénomination propre & ſpéciale.

D. Vous ne reconnoiſſez donc férieu-
ſement dans le cuir du Cheval que
le derme & l'épiderme ?

R. Non, & j'entens par épiderme cette
membrane extrêmement fine & déliée
que les poils qui ſont à la ſuperficie
extérieure du corps du Cheval nous
dérobent & nous cachent. Il ſuit exactement la peau, au deſſus de laquelle
il eſt immédiatement placé, & à laquelle il eſt ſi fortement adhérent,
qu'il eſt comme impoſſible de les diſ-
joindre, à moins que, pour y parvenir, on n'ait recours à la macéra-
rion ; encore cette voie n'eſt-elle pas
toûjours aſſurée, puiſque cette cuticu-
le ſe réduit ſouvent en une eſpéce
de craſſe que l'on enleve avec le poil.
J'en ai détaché cependant une por-
rion conſidérable, après l'avoir fait
macérer quelques jours ; elle étoit garnie de tous les poils qui la recou-
vroient extérieurement.

D. Les poils ne tiennent donc qu'à
l'épiderme, & non au corps de la
peau ?

R. Vous ne vous rappellez donc pas ce
que je vous en ai dit en traitant de
toutes les parties extérieures du Cheval.

Ils

Ils font réellement implantés dans le derme : & il n'eft pas étonnant que ce derme détrempé, macéré, & conféquemment rélâché dans tout fon tiffu, permette de les enlever avec l'épiderme.

D. Quelle eft donc la fubftance de cet épiderme ?

R. La formation, la compofition de l'épiderme, qui dans l'homme eft regardé comme la quatrième partie de la peau, en excitant la curiofité de beaucoup d'Anatomiftes, a fait naître des opinions différentes & a donné lieu à des difputes toûjours fréquentes, lorfque des faits obfcurcis & inacceffibles aux fens, & même à l'efprit qui veut les envifager, ne nous laiffent que la liberté des conjectures. Les Anciens en ont recherché l'origine dans quelque efpéce d'excrémens, dans des vapeurs condenfées & congelées par l'air : les Modernes, non moins embarraffés fur ce point, ont été réduits à la trifte néceffité d'enfanter & d'imaginer. Ruifch a regardé cette membrane comme une efflorefcence des houpes nerveufes ; Garengeot, comme une partie

DES TE'GU-
MENS COM-
MUNS, ET
PRE'MIE'-
REMENT
DE LA
PEAU DU
CHEVAL.

résultante de la croute extérieure du corps muqueux ; M. Winslou, comme une production de la matière que suintent les papilles ; Morgagni, dans la troisième observation de ses Controverses anatomiques , l'attribuë à la compression que produit l'air ou la liqueur de l'amnios dans le fetus ; Leeuwenhoeck , à l'expansion des tuïaux excrétoires de la peau : & cette idée , qu'Heister adopte , ainsi que celle de Ruisch , puisqu'il prétend que l'épiderme peut être composé & des tuïaux excrétoires , & des houpes nerveuses en même tems , me paroît la plus vraisemblable. Disons donc avec le même Leeuwenhoeck , sans entreprendre la réfutation des autres sistêmes , disons qu'il n'est autre chose que l'expansion des vaisseaux , particulièrement des séreux , c'est-à-dire que leurs extrémités unies, épanouies & jointes les unes aux autres , forment , au moïen de leur prolongement mutuel , une membrane très-légère percée d'autant de trous qu'il y a d'orifices de petits vaisseaux.

D. Cette membrane, qui résulte de l'expansion de ces petits vaisseaux, est-elle dans le Cheval, comme dans l'homme, insensible, & sa régénération est-elle aussi prompte?

R. Elle ne sçauroit être douée de sensibilité, parce que, comme vous le voïez, il n'est aucun nerf qui entre dans sa composition, & qu'ils se bornent tous au derme. Sa régénération dans l'Animal n'est pas moins prompte. A en juger par ce que j'ai avancé sur sa formation, sa reproduction ne doit être attribuée qu'à une simple expansion des parties; expansion opérée ensuite des loix de la circulation, & en conséquence de l'allongement des vaisseaux blancs ou séreux qui laissent échapper par leurs porosités une humeur qui prend corps avec eux & qui acheve leur prolongement. Au surplus, il ne se fait point dans cette partie de circulation réelle: aussi se reproduit-elle sans cicatrice, à la différence de la peau, qui une fois divisée, laisse toûjours entrevoir, malgré la réünion la plus exacte, les traces & les vestiges de la solution de continuité.

D. N'est-il donc point d'autres trous à la peau, que ceux qui résultent des pores?

K ij

R. On diroit volontiers qu'il en eſt de conſidérables, & ce ſont ceux qui communiquent dans quelques cavités, comme à l'ouverture des oreilles, des paupières, des naſaux, de la bouche, de l'anus, du vagin, comme au fourreau du Cheval : cependant il ſeroit abſurde de dire que la peau eſt percée dans les unes & dans les autres de ces parties, puiſqu'elle n'y eſt véritablement que réfléchie. Elle ne ſe termine donc point où elle paroît finir, c'eſt-à-dire, aux bords ou à la circonférence de la plûpart de ces ouvertures ; elle s'unit à la membrane qui tapiſſe & qui revêt l'intérieur de ces cavités : ainſi elle ſe continuë dans la membrane des naſaux, &c.

D. Quel eſt l'uſage de la peau ?

R. Elle en a pluſieurs. En prémier lieu, elle ſert, ainſi que je l'ai déjà obſervé, de couverture & d'enveloppe à toutes les parties du corps de l'Animal : ſecondement, elle eſt l'émonctoire de toutes les humeurs inutiles ou nuiſibles qui doivent être évacuées par la tranſpiration & par la ſueur, de manière que ces humeurs doivent être ſans ceſſe portées du dedans au

dehors par cette voie : en troisième
lieu, elle est l'organe de l'attouchement.

D. Vous dites que ces humeurs inutiles ou nuisibles doivent être sans cesse portées du dedans au dehors par
la voie que leur présente cet émonctoire : n'est-ce donc point aussi par cette
même voie que certains médicamens,
que certaines particules d'un virus
subtil & volatif s'insinuënt du dehors
au dedans, après un attachement
immédiat ?

R. Comme il est à la superficie de la
peau des vaisseaux veineux & des
vaisseaux artériels qui s'y terminent,
il s'ensuit que l'évacuation des humeurs doit se faire en plus grande
partie par les vaisseaux artériels, dont
la fonction est de porter du centre à
la circonférence ; tandis que si par
les pores formés par ces vaisseaux, il
est, comme on n'en peut douter,
quelque substance qui puisse péné-
trer du dehors au dedans, cette résor-
btion ne s'exécutera sans doute que par
ceux qui répondent aux veines, dont
la fonction est de faire circuler les
humeurs de la circonférence au centre :

auſſi avons-nous appellé ces derniers pores abſorbans, non qu'ils ſoient
en effet un genre de vaiſſeaux particuliers, mais ſeulement eu égard à
leur uſage. Du reſte, contentez-vous
quant à préſent de ces ſimples éclair-
ciſſemens : je m'efforcerai d'éclairer
tous vos doutes dans le tems, c'eſt-
à-dire, lorſque j'entreprendrai de ſon-
der dans les abîmes & dans les miſ-
tères profonds des ſécrétions.

D. Vous ne vous diſpenſerez pas néanmoins de m'expliquer ce que vous
entendez par attouchement dans le
Cheval ?

R. Le ſens du toucher eſt des cinq ſens
dont l'Animal eſt pourvu le plus
univerſel & le plus général, puiſqu'il
s'étend indéfiniment dans tout le
corps, ſoit au dedans, ſoit à ſa ſuperficie. Il conſiſte, comme les autres,
dans la manière de connoître, d'appercevoir les objets extérieurs, en
tant qu'ils ſont corporels, je veux
dire, en tant qu'ils ſont étendus, figurés & mobiles, & qu'ils ont d'ailleurs toutes les autres qualités qui les
rendent ſenſibles : ainſi les objets que
nous regarderons comme revêtus de

toutes les qualités tactiles , eu égard au Cheval, feront la chaleur , la froideur , la fécherefe, l'humidité , en un mot, les corps folides & fluides.

D. Comment tous ces différens objets peuvent-ils faire impreffion fur l'Animal, de manière qu'il les diftingue ?

R. Ils ne peuvent faire impreffion fur lui qu'autant qu'ils en touchent immédiatement la peau ; à la différence du fens de l'ouïe, qui reçoit de loin le fon qui en eft l'objet , & de celui de la vuë, dont l'objet particulier eft encore plus fubtil & plus étendu, puifqu'il n'eft autre chofe que la lumière réfléchie , ou qui a fouffert des réfractions. Ne penfez pas néanmoins que ce foit fur la peau & fur les chairs que s'exerce le fentiment ; elles n'en font fufceptibles que par le moïen & l'entremife des vaiffeaux nerveux qui entrent dans leur tiffu & dans leur compofition , c'eft-à-dire qu'il n'eft que les nerfs qui tranfmettent au cerveau l'impreffion des corps quelconques qui les ont frapés : ainfi la peau ne peut être dite l'organe du toucher, qu'autant qu'il est une quantité considérable de tuïaux nerveux qui s'y portent & qui s'y distribuënt. D'ailleurs, vous vous tromperiez & vous donneriez dans l'erreur la plus grossière, si vous imaginiez que l'Animal est doué d'un tact assez délicat pour juger de la forme des parties & des corps immédiatement appliqués à son cuir. Prémièrement, l'épaisseur considérable de la peau rend en lui ce sentiment universel moins subtil : en second lieu, privé de houpes nerveuses & de mammelons, les extrémités des tuïaux nerveux se perdent dans le derme, & la sensation est conséquemment moins vive. Concluons donc qu'à cet égard l'unique perception dont il soit capable est celle qui peut résulter de la chaleur, du froid, de la sécheresse, de l'humidité des corps solides & fluides, en tant qu'ils s'impriment sur lui de manière à produire un effet agréable ou douloureux : mais il ne sçauroit les discerner parfaitement & relativement à leur mobilité, à leur figure & à leurs qualités.

D. Mais il me semble que les perceptions dans l'homme ne s'étendent pas plus loin ?

R. J'en conviens, si vous n'entendez parler que de ce que nous appellons dans lui attouchement ; toucher général, qui quoique infiniment supérieur en finesse & en délicatesse à celui de l'Animal, est cependant vague & non accompagné d'aucun discernement caractérisé : mais faites attention qu'il est en même tems pourvu d'un tact particulier, dont l'organe propre est au bout de la face interne des doigts, & qui dépend de l'arrangement plus serré des mammelons & des filamens nerveux, qui sont à cet endroit en plus grand nombre que par tout ailleurs, ensorte qu'il distingue évidemment tous les objets qu'il touche.

D. L'épiderme entre-t'il pour quelque chose dans le sens du toucher ?

R. Les nerfs nuds & à découvert se feroient conservés peu de tems, si ce rempart ne leur servoit de défense : ainsi cette membrane, assez fine pour ne pas les souftraire aux impressions des objets sensibles, & assez solide pour les garantir des suites des approches & des froiſſemens des corps durs, modifie l'attouchement & en accomplit les conditions ; car ſi l'application des objets ſe faiſoit immédiatement ſur les nerfs, ſelon l'eſpéce de ces objets l'Animal reſſentiroit ou une démangeaiſon, ou une douleur inſupportable. La ſenſation eſt donc plus ou moins exquiſe, à raiſon de la fineſſe ou de l'épaiſſeur de l'épiderme , & les poils ſont encore à cet égard une modification de plus dans le Cheval.

DES TE'GUMENS COMMUNS , ET SECONDEMENT DE LA GRAISSE.

D. La graiſſe eſt donc une ſeconde enveloppe générale , compriſe dans les tégumens communs?

R. Oui : mais avant de vous en entretenir, il ſemble que je dois vous parler d'une membrane charnuë que l'on a ſuppoſé être immédiatement placée au deſſous de la peau, entre cette partie & la graiſſe, & que l'on a nommée le pannicule charnu.

Tous les Anatomiſtes du corps humain la ſuppoſerent dans l'homme,

& en fixerent la situation & l'existence à l'endroit du front : mais depuis Bartholin , Sténon & Gliſſon ,
tous, à l'exception de Paſcolus, qui
de nos jours n'a pas craint de faire
revivre une erreur auſſi groſſière, ont
été unanimement convaincus que
l'action de froncer la peau de la tête & du viſage , & d'y former des
rides volontaires , ne dépend pas d'u-
ne tunique muſculeuſe & particulière,
mais de certains muſcles , tels que les
frontaux, les occipitaux & les peau-
ciers , qui ſe bornent à ces parties.
Quant aux brutes , je ne connois aucun Auteur qui ne penſe que la mobilité de leur peau ne doive être attribuée à une expanſion charnuë ,
qui ſelon eux n'eſt autre choſe que
le pannicule dont il s'agit : mais
envain nous le dépeint-on plus ſemblable à un muſcle qu'à une membrane, envain nous le repréſente-t'on
comme extrêmement adhérent au derme par des fibres charnuës & par des
vaiſſeaux innombrables ; tous les ſecours qui nous ſervent à découvrir
diſtinctement les moindres corps, &
même les particules de ces corps, qui

échappent à la vuë la plus subtile; les microscopes les meilleurs, en un mot, ne m'ont rien fait appercevoir qui puisse me faire soupçonner sa présence dans le Cheval. Je suis donc invinciblement persuadé que si nous observons dans la peau de cet Animal des mouvemens, des tressaille-mens propres à le délivrer des insec-tes ou des corps quelconques qui le fatiguent & qui l'incommodent, ces mouvemens n'ont lieu qu'en consé-quence de l'étroite adhérence du der-me aux muscles.

D. Mais comment cette étroite adhé-rence peut-elle donner lieu à ces re-plis soudains de la peau, occasion-nés, par exemple, par la piquure des mouches, ou de quelques-autres in-sectes ?

R. Il est fort aisé de le comprendre; car cette même adhérence fait que la peau suit les mouvemens du muscle qui est agité. Je m'explique : que l'ai-guillon de la mouche excite dans l'Animal une perception de douleur ou une titillation desagréable, le principe du sentiment en est bientôt averti, & il se porte sur le champ aux muscles de la partie sur laquelle l'objet s'imprime, une suffisante quantité d'esprits animaux qui les met en jeu, parce que la nature invite elle-même l'Animal à échapper à cette impression : ainsi le muscle qui s'y trouve exposé se contracte légèrement & à plusieurs reprises, & le mouvement de tressaillement, la corrugation qui résulte de cette contraction légère, effraïant l'insecte, le contraint à fuir & à se porter ailleurs.

D. Mais le muscle ne se ride point?

R. Non.

D. Nous voïons cependant que la peau se ride & se replisse?

R. J'en conviens : mais faites donc attention que le muscle dans sa contraction se raccourcit, & que le volume & l'étenduë de la peau sont toûjours les mêmes ; or, dans le raccourcissement du muscle, quelque adhérent que soit le tégument, il faut nécessairement qu'il se replie, puisque la partie avec laquelle il adhére diminuë en longueur, & qu'il conserve la sienne. Que s'il étoit dans la peau du Cheval des fibres charnuës & motrices, elle se raccourci-

DES TÉGU-
MENS COM-
MUNS, ET
SECONDE-
MENT DE
LA GRAIS-
SE.

roit comme le muscle, en conséquence de l'action & du jeu de ces mêmes fibres , & ne se plisseroit pas.

D. Qu'est-ce que vous appellez la graisse dans le Cheval ?

R. Il faut distinguer ce que nous nommons précisément la graisse , & ce
que nous appellons axonge dans l'A-
nimal.

Le corps graisseux proprement dit
est un composé de deux parties, sçavoir, d'une substance membraneuse ,
connuë sous le nom de membrane
adipeuse , & d'une matière grasse,
oléagineuse , qui constituë véritablement la graisse. A l'égard de l'axonge , c'est cette matière grasse , mais
plus solide, qui est ordinairement en
abondance dans l'abdomen, & dont
l'épiploon, le mesentere , les reins
&c. sont communément garnis : &
quoique Ruisch ait prétendu qu'elle est
mollasse dans le Cheval comme dans
l'homme, il n'est pas moins certain
qu'elle est plus dure, plus solide &
plus ferme.

D. Qu'est-ce que c'est que cette substance membraneuse que vous dites
former la membrane adipeuse ?

R. C'eſt un tiſſu de pluſieurs feuillets extrêmement déliés, qui dépourvu de graiſſe, n'eſt autre choſe que le tiſſu cellulaire. Des entrelacemens variés & ſans ordre de ces feuillets réſultent des eſpéces de cellules irrégulières, qui communiquent toutes les unes avec les autres par des pores qui ne ſont que les interſtices des fibres de ces membranes; & cette communication eſt évidente, lorſque par le le moïen d'un ſoufflet on parvient à gonfler un Animal, puiſque l'on produit dans toute l'étenduë ſuperficielle de ſon corps un emphiſême artificiel.

Ces cellules plus ou moins amples, plus ou moins nombreuſes, ſelon les différentes parties qu'elles occupent, ſont parſemées de vaiſſeaux ſanguins, qui ſuffiſent pour opérer la ſéparation de la graiſſe. La partie la plus graſſe, la plus huileuſe du ſang s'échappe en effet par les pores des petites artères, comme par tranſudation, & elle eſt dépoſée par ce moïen dans les cellules : là elle acquiert un peu plus de conſiſtance, & ſe diſſipe enfin inſenſiblement, ſoit en ſortant avec l'humeur de la tranſpiration & de la ſueur , enſuite de quelques exercices longs & outrés , ou de quelque poſition contrainte ; ſoit en rentrant dans la circulation par les pores des petites veines capillaires ſanguines, qui la repompent & qui l'abſorbent , ſans qu'il ſoit beſoin à cet effet de vaiſſeaux & d'organes particuliers , ainſi que l'ont avancé Bidloo & Malpighi. La graiſſe émane donc du fluide général qui parcourt ſans ceſſe & ſans interruption le cercle de la machine, & le réſidu en eſt rapporté dans la maſſe. Que ſi , par quelques raiſons que ce ſoit , elle n'eſt pas ſuffiſamment atténuée pour échapper avec l'humeur tranſpirante ou la ſueur, ou ſi elle n'eſt pas repompée dans le torrent, elle donne lieu à une eſpéce d'obéſité ou de corpulence , ſource de nombre de maladies que le trop de repos & de nourriture occaſionne, & dont les ſuites ſont toûjours funeſtes , ſi l'on n'y remédie. La même matière arrêtée dans quelqu'eſpace borné, y cauſera une loupe graiſſeuſe que nous nommons lipôme. A l'égard des parties qui en ſont totalement privées ,

vées, de celles où il en eſt peu, ou de celles où il en eſt beaucoup, ces différences ne peuvent provenir & reconnoître d'autres cauſes que l'abſence de ce tiſſu, que le plus ou le moins d'abondance de ces cellules; car cette humeur oléagineuſe ne ſe ſépare qu'autant qu'elle en rencontre & qu'elle en trouve de diſpoſées à la recevoir. Du reſte, c'eſt la membrane adipeuſe qui forme les brides dans les différens abſcès : par exemple, dans les javarts abſcédés, les cellules ne ſe vuident pas d'abord ; les feuillets qui forment ces cellules aïant ſubi quelque tems l'impreſſion des matières purulentes, ſe pourriſſent & tombent en forme de bourbillon : c'eſt ce que les Maréchaux appellent fort improprement filandres, os de graiſſe.

D. Le corps graiſſeux, que vous placez au rang des tégumens communs, n'occupe donc pas toute la ſurface du corps du Cheval ?

R. Il ſuit preſque par tout la peau ſous laquelle il eſt ſitué : je dis preſque par tout; car il n'en eſt point ſous celle des paupières, des oreilles, du fourreau, & dans tous les endroits

DES TÉGU-
MENS COM-
MUNS, ET
SECONDE-
MENT DE
LA GRAIS-
SE.

où la nature a voulu faire des ap-platissemens, & marquer des bornes & des limites. De plus, on en trouve dans les interstices de plusieurs muscles, dans toutes les parties dont les mouvemens sont fréquens, aux muscles de l'œil, dans les articulations, & le cœur en est entouré.

D. Quels sont les usages de la graisse ?

R. Ses usages sont ou relatifs ou particuliers aux différentes parties qu'elle avoisine, ou s'étendent en général à tout le corps. Ainsi, eu égard aux prémiers, par exemple, celle que vous découvrirez dans les interstices des muscles en remplira les vuides, & s'opposera au frotement violent qui résulteroit de leurs contractions fortes & réïterées : elle maintiendra dans un état de souplesse ceux qui sont exposés à être mûs sans cesse ; & tels sont ceux des yeux, & le cœur : elle garantira le globe de la dureté des parois de l'orbite dans lequel il est renfermé : répanduë sur la superficie du corps, elle modifiera toute impression externe : & remplissant exactement toutes les cavités que laissent & les chairs & les os, elle réparera toutes les difformités qui accompagnent toûjours une extrême maigreur.

Dans l'abdomen enfin, où je vous ai dit qu'elle est plus abondante qu'ailleurs, elle sert d'appui, de coussinet, ou de couverture aux intestins, à l'estomac, & aux autres viscères : elle préserve la substance des reins & le bassinet de l'âcreté des sels urineux : & par tout, en un mot, elle facilite, elle adoucit l'action & la réaction des parties qui glissent & qui se meuvent les unes sur les autres.

Par rapport à ses fonctions relativement au corps en général, elle tempére, en rentrant dans la masse, l'acrimonie des humeurs ; elle en modére la marche trop violente, & peut même fournir au sang une matière qui lui tienne lieu de nourriture. Quoi qu'il en soit, voilà les seuls tégumens communs que l'on observe dans le Cheval : au surplus, s'il étoit possible que ce que j'ai avancé sur ce point, sur tout en ce qui concerne le méchanisme que j'ai voulu vous développer, parût à quelques Anatomistes contraire aux principes établis, & conséquemment éloigné de

DES TE'GUMENS COMMUNS, ET SECONDEMENT DE LA GRAISSE.

L ij

toutes les idées qu'ils se sont formées, du moins ce sistême ne porte-t'il point & n'influë-t'il pas sur la pratique.

D. Rejetteriez-vous donc encore ce que, dans l'examen de la peau, on a appellé la membrane commune des muscles ?

R. Assurément ; car s'il est, & même plutôt dans le Cheval que dans l'homme, nombre de parties où plusieurs muscles sont recouverts d'une même membrane, on ne peut la regarder que comme une expansion de certaines aponevroses : & il est constant que les muscles n'ont point ensemble une seule & même enveloppe, c'est-à-dire, une membrane commune & universelle, ainsi qu'on le croïoit avant Sténon ; celles qui les entourent sont propres & particulières à chacun d'eux.

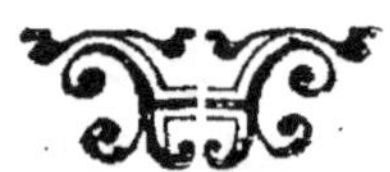

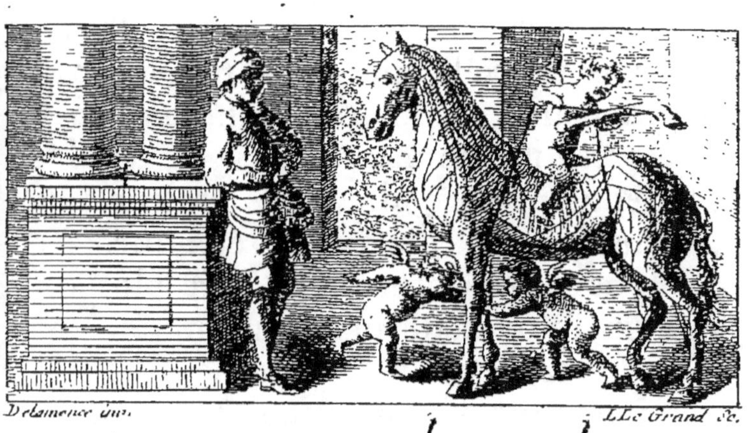

ABBRÉGÉ
MYOLOGIQUE.

CHAPITRE PREMIER.

Des muscles en général.

NOus voici donc parvenus à la Myologie, c'est-à-dire, à cette partie de l'Anatomie qui traite des muscles & conséquemment des organes par le moïen desquels les divers mouvemens du corps de l'Animal sont opérés & s'exécutent. Il n'est pas besoin de me retracer leur conformation extérieure , je me rappelle que vous me les avez dépeints comme des faiſceaux de fibres différemment arrangées : de plus, vous m'avez dit qu'ils étoient non-uniformes dans leur étenduë ; & pour me donner une idée plus diſtincte de cette non-uniformité , vous y avez reconnu trois parties , ſçavoir , une portion moïenne & charnuë , qui eſt ordinairement la plus rouge , la plus molle , la plus groſſe ou la plus conſidérable , & des parties plus grêles , plus blanches , plus compactes , qui en forment les extrémités , & qui préſentant des faiſceaux ronds en manière de cordes , ſont appellées tendons , ou qui s'épanouiſſant en manière de membranes , ſe nomment aponevroſes.

R. Cette définition & cette diviſion du muſcle , qui n'ont pu échapper à votre mémoire , ſuffiſoient lorſque je n'ai prétendu vous parler qu'en général des parties qui concourent à former celles qui ſont contenuës dans l'intérieur de l'Animal ; mais dans le détail que je me ſuis propoſé d'en faire , vous me reprocheriez ſans doute

une négligence marquée, fi je n'éten-
dois pas plus loin les foibles notions
que je vous en ai données : ainfi , par
exemple, cette divifion en portion
moïenne ou charnuë , & en extrémités tendineufes ou aponevrotiques ,
peut fouffrir des exceptions. Dans le
nombre prodigieux de mufcles que
vous découvrirez dans le Cheval , il
en eft en effet qui vous offriront des
différences fenfibles. Les uns n'auront
à leurs extrémités ni tendons , ni
aponevrofes apparentes ; ils s'attache-
ront & fe termineront fimplement
par quelques fibres blanchâtres , légèrement tendineufes, qui garderont
& le même ordre & la même figure
que le corps ou la portion moïenne.
Les autres auront à une de leurs extrémités un tendon, tandis que dans
l'autre vous trouverez une aponevrofe : ceux-ci feront munis de deux portions charnuës , entre lefquelles vous
appercevrez un tendon ; & tels font
ceux que nous pouvons nommer di-
gaftriques ou biventer : dans d'autres enfin, ces portions charnuës multipliées formeront autant de têtes, qui
feront terminées par un feul & uni-

DES MUS-
CLES EN
GE'NE'RAL.

L iiij

que tendon ; & tels font les biceps
ou les triceps.

D. Ce n'eft donc que de ces différences que fe tirent les diverfes dénominations des mufcles ?

R. Leurs diverfes dénominations fe tirent encore de leur figure , de leur
direction , de leur fituation, de leur
volume, de leurs attaches & de leurs
ufages : ainfi celui qui repréfentera
un grand quarré inégal & irrégulier
fera défigné par le nom de trapèfe ;
celui qui fera obliquement quarré ,
par le nom de rhomboïde; celui qui
aura des dentelures, par le nom de
dentelé ; ceux dont la forme fera pyramidale, par celui de pyriformes ou
pyramidaux , tandis que ceux dans
lefquels elle fera ronde & quarrée feront appellés du nom même de ces
figures , &c.

Par rapport à la direction de leurs
fibres, ils feront ou droits, ou obliques, ou tranfverfes, ou orbiculaires,
&c.

Eu égard à leur volume, ils feront
grands, petits, moïens.

Relativement à leur fituation, ils
feront antérieurs, poftérieurs, fupé-

rieurs, inférieurs, droits, gauches, latéraux, pectoraux, dorsaux, postépineux, antépineux, &c.

Vû leurs attaches, nous leur donnerons le nom de mylohyoïdien, de genihyoïdien, d'hyoïdien, de sternohyoïdien, de sternotiroïdien, d'hyotiroïdien, de cricotyroïdien, d'arytenoïdien, &c.

Enfin, attendu leurs usages, nous les appellerons releveurs, abbaisseurs, adducteurs, abducteurs, extenseurs, fléchisseurs, accélérateurs, érecteurs, &c.

D. Leur structure différente ne donne-t'elle point encore lieu à d'autres divisions ?

R. Les muscles se divisent encore en muscles pleins, en muscles creux, en muscles simples & en muscles composés.

D. Qu'entendez-vous par muscles pleins ?

R. Ce sont ceux qui n'ont aucune cavité : le nombre en est infiniment plus considérable que celui des muscles creux.

D. Quels sont ceux que vous nommez muscles creux ?

R. Tous ceux qui sont caves, comme le

cœur, l'eſtomac, les inteſtins, la veſſie, que nous regardons comme des
muſcles, eu égard aux fibres charnuës
qui entrent dans leur tiſſure, & qui
les rendent ſuſceptibles de contraction.

D. Ne me définirez-vous pas ceux qui
ſont enviſagés comme ſimples ?

R. Les muſcles que nous diſons être
ſimples ſont ceux dont les fibres gardent & ſuivent une même direction
d'une extrémité à l'autre, & dans leſquels nous ne remarquerons qu'un
ſeul corps ; tandis que les muſcles
compoſés nous préſentent, ou pluſieurs portions charnuës, ou pluſieurs
tendons à quelqu'une de leurs extrémités, ou une diſpoſition différente
de fibres dans un ſeul & même corps :
par exemple, il en eſt où elles ſont
parallelement rangées le long d'un
tendon mitoïen, & qui conſéquemment ſemblables à la barbe d'une
plume, ſont nommés muſcles penni-
formes ; d'autres enfin, où leur arrangement eſt à ſens & contre-ſens,
comme quelques-uns de l'encolure
& du dos.

D. Mais je ſerois très-curieux de connoître la conformation interne des
muſcles ?

R. Tous les muscles sont essentiellement
composés de fibres simples parsemées
& entourées de filets nerveux, &
d'une quantité considérable de vaisseaux sanguins & limphatiques. Pen-
berton, qui dit avoir vu à l'aide du
microscope les vaisseaux des tendons
de l'homme, assure que sans ce secours on les apperçoit dans certains
muscles du Cheval; & l'existence du
dernier genre de vaisseaux, je veux
dire, des vaisseaux séreux, est confirmée par l'expérience de Bartholin,
de Rudbeck, de Nuck, de Coschu-
wite, contre le sentiment de Bertram
& de Diemerbroeck. Quoi qu'il en
soit, ces fibres sont, comme je l'ai
observé, à l'endroit du corps ou de
la portion charnuë du muscle, beaucoup plus grosses, beaucoup plus
molles, beaucoup moins près les unes
des autres que dans le tendon, où
elles sont infiniment plus déliées, plus
fermes, & tellement serrées, que le
tendon est bien plus petit que la
portion moïenne, quoiqu'elles y
soient en même quantité. Les fibres
tendineuses ou aponevrotiques ne
font donc que la continuation des

fibres charnuës ou motrices, quoiqu'il ait plu à Muys & à Mery de se distinguer par une opinion opposée à celle-ci : mais dans tous les muscles, elles ne deviennent pas toutes telles au même endroit; dans les uns en effet ce changement s'observe prémièrement dans le milieu, & successivement dans les côtés; dans les autres, au contraire, ce sont les fibres extérieures qui commencent à se resserrer, tandis que celles du milieu sont charnuës dans une plus grande étenduë.

J'ai dit que les fibres simples sont parsemées ou entourées de filets nerveux : les nerfs qui aboutissent aux muscles s'y divisent donc de manière, que dépouillés de la membrane qui les enveloppoit, ils se répandent dans toute leur substance, s'y perdent, & leurs dernières ramifications se dérobent bientôt aux recherches de nos mains & de nos yeux. Les vaisseaux sanguins se ramifient, & forment au tour de toutes ces fibres des vaisseaux extrêmement déliés, & si nombreux, que tout le muscle ne paroît être que vaisseaux.

D. Cet assemblage de fibres simples &
de vaisseaux nerveux, sanguins &
limphatiques, d'où résultent les parties que vous nommez muscles, n'est-
il pas revêtu d'une membrane qui
les couvre ?

R. Cette membrane dont les muscles
sont revêtus est particulière à chacun
d'eux, & n'est autre chose qu'un tissu
cellulaire qui revêt non-seulement cet
assemblage de fibres, mais qui se
plonge dans leur intervalle, de façon qu'il sépare même chacune de
ces fibres : & quoique je regarde cette enveloppe membraneuse comme
propre & particulière à chaque muscle, on voit néanmoins qu'elle communique d'un muscle à l'autre.

C'est au surplus ce tissu cellulaire,
qui est le siége de la graisse que l'on
trouve dans les espaces qui sont entr'eux, & qui en marque les intersections & les séparations.

D. N'est-il rien de remarquable dans
la connexion ou dans les attaches
des muscles ?

R. Les attaches des muscles sont, ou
entièrement aux os, ou seulement aux
os d'un côté, & de l'autre à quelques

parties molles, ou enfin ils n'ont aucune connexion avec les unes & les
autres de ces parties ; & selon ces
diverses attaches, leurs usages varient
& sont différens. Pour vous rendre
cette division plus intelligible, je dois
d'abord ne pas vous laisser ignorer
que la portion charnuë du muscle
est la seule qui soit susceptible ou
capable de raccourcissement ou de contraction, d'extension ou de relâchement ; car la portion tendineuse est
de nature à résister aux efforts que
l'on feroit pour l'allonger. Or dès que
la portion charnuë se contracte & se
raccourcit, il faut nécessairement que
les deux points qui attachent le muscle s'approchent l'un de l'autre : & si
l'un d'eux présente moins de résistance, il est emporté, & la partie où ce
point est fixé se trouve mûë. Vous
devez donc conclure de cette explication que tous les muscles qui par
leurs deux extrémités sont attachés
aux os peuvent les mouvoir réciproquement l'un sur l'autre, selon que
l'un ou l'autre de ces os est plus sta-
ble, plus fixe, soit en conséquence
de leur attitude, soit en conséquence

de la coopération de quelques-autres muscles, soit enfin attendu leur disposition naturelle à se mouvoir. Par exemple, les extenseurs de la cuisse attachés au bassin & au femur remuëront bien plus facilement le femur que le bassin : mais si l'Animal se campe fortement contre terre, & veut lever entièrement le devant, alors la cuisse sera & deviendra le point le plus fixe, & tout l'effort de la contraction se passera du côté du bassin & du tronc, que ces muscles attireront & souleveront. Il n'en est pas de même dans ceux dont la connexion ne se fait aux os que d'un seul côté ; la partie molle à laquelle ils sont attachés de l'autre part, c'est-à-dire, par l'autre extrémité, ne peut jamais servir de point fixe : ainsi il est constant que ceux des oreilles, des lévres, &c. ne changent jamais la détermination de leurs effets. Quant à ceux qui n'ont aucune attache à des parties immobiles, comme le sphineter, le cœur, &c., la direction orbiculaire de leurs fibres fait qu'ils se suffisent à eux-mêmes, & qu'ils peuvent agir sans avoir d'autre point

d'appui que celui que les fibres trouvent les unes dans les autres, tandis
que la réſiſtance eſt & réſide dans
le milieu.

D. A en juger par ces effets divers, il
me ſemble que c'eſt avec raiſon que
l'on a comparé les muſcles à dés puiſ-
ſances attachées à des leviers?

R. Oui, ils ſont comme des cordes dans
leſquelles réſideroit la puiſſance.

D. Je comprens parfaitement comment
les muſcles peuvent être les organes
de tous les mouvemens de l'Animal:
mais d'où procéde leur plus ou moins
de force, leur plus ou moins de foi-
bleſſe?

R. En général, leur force dépend de
la direction, de la multitude, de la
pluralité, de la longueur, de la dureté, de l'élaſticité naturelle de leurs
fibres charnuës, comme de leur propre ſituation; & je ſuis perſuadé que
leur force dans le Cheval réſulte en
même tems de la communication intime qu'ils ont les uns avec les autres, & de leur entrelaccment fré-
quent, ainſi que des gaînes membraneuſes & aponevrotiques, infiniment
plus multipliées dans l'Animal que
dans

dans l'homme, qui en refferrant,
pour ainfi dire, les fibres, rendent Des mus-
le mufcle beaucoup plus compact. Il cles en
faut de plus vous apprendre à dif- ge'ne'ral.
tinguer dans le Cheval trois fortes de
mouvemens, fçavoir, le mouvement
naturel & involontaire, le mouvement animal & volontaire, & le mouvement mixte.

D. Je ne m'attendois point à cette dif-
tinction : mais qu'eft - ce que vous
entendez par mouvemens naturels ?

R. Les mouvemens naturels font ceux
du cœur, des inteftins, du ventricule, &c. Ils ne dépendent en effet en
aucune façon de l'inftinct & de la
volonté de l'Animal , puifqu'il ne
fçauroit de lui-même & à fon gré
fufpendre en lui la circulation du
fang, s'oppofer à la digeftion & à
l'élaboration des alimens qu'il a pris,
les empêcher d'enfiler la route des
inteftins, & arrêter le mouvement pe-
riftaltique de ces derniers vifcères.

D. Qu'eft-ce que vous nommez mouvement animal ?

R. Le mouvement animal & volontaire
eft celui des parties que l'Animal meut
& peut mouvoir , en conféquence

d'une volonté libre & déterminée , soit par des besoins divers, soit par les objets différens dont son instinct est frapé : tel est le mouvement de ses membres , lorsqu'il les meut & les agite.

D. Qu'appellez-vous enfin mouvement mixte ?

R. C'est celui qui est en partie volontaire & en partie involontaire, comme celui de la respiration. L'Animal a la liberté de l'interrompre en effet & de l'augmenter pour quelques instans ; de l'interrompre , comme quand il est attentif à quelque bruit ; de l'augmenter , comme quand il tousse ou qu'il s'ébroue.

D. Mais tous ces mouvemens s'exécutent-ils conséquemment à de semblables & à de pareils organes ?

R. Les uns & les autres de ces mouvemens , soit dans les parties internes , soit dans les parties externes , sont toûjours opérés en conséquence des fibres charnuës que l'on y découvre ; car l'estomac, l'œsophage , les intestins, la vessie , ne se meuvent & ne se contractent que conformément aux loix du méchanisme que suit l'action des membres mûs volontairement : mais si le jeu des unes & des autres de ces parties reconnoît les mêmes agens ; si tout, à l'exception des mouvemens occasionnés par le ressort, par le poids, par la chute seule de certaines parties mobiles & par quelque choc ou par quelqu'impulsion externe ; si tout, dis-je, est soumis à la puissance & à la contraction des fibres charnuës & motrices, nous devons néanmoins, à l'égard des mouvemens naturels & des mouvemens mixtes, & exécutés sans la participation de l'Animal, admettre quelque différence ; & cette différence naîtra de la supposition que nous sommes obligés de faire, quant à ces mouvemens, du cours régulier, de l'abord continuel & non interrompu des esprits animaux dans les parties mûës, tandis que pour les mouvemens volontaires ces mêmes esprits ne se porteront en quantité & n'abonderont dans les membres à mouvoir, qu'autant que la volonté de l'Animal excitée par quelque objet extérieur ou par quelque sensation interne, les y déterminera.

DES MUSCLES EN GÉNÉRAL

M ij

Mais ne portons point nos regards ſi loin, je ne prétens vous entretenir ici que de l'action libre & volontaire de l'Animal; & je trouve encore dans cette action & dans ce jeu de tous les membres que je lui connois, trois diverſes eſpéces de mouvemens, c'eſt-à-dire, des mouvemens ſimples, des mouvemens compoſés, enfin un mouvement tonique.

Dans les mouvemens ſimples, il eſt des muſcles qui ſont les principaux moteurs: mais il faut remarquer que tous les autres entrent auſſi proportionnément en contraction, ceux-ci pour diriger le mouvement, ceux-là pour le contrebalancer. Ainſi, par exemple, au moment que l'Animal fléchit la jambe, les muſcles extenſeurs, qui ſont les antagoniſtes des fléchiſſeurs, contrebalancent leur action, tandiſque les adducteurs & les abducteurs de cette même partie auſſi contractés en dirigent les mouvemens.

Dans les mouvemens compoſés, comme dans ceux où l'Animal chevale, les muſcles ne ſe contractent que ſucceſſivement les uns après les

autres ; & dans le mouvement tonique, c'est-à-dire, dans celui où la
partie est roide, fixe & comme immobile, ils font tous dans une égale
contraction, c'est-à-dire que les
forces contraires des antagonistes font
égales.

D. Cette distinction de mouvemens
simples, composés & toniques est aussi aisée à concevoir que celle que vous
avez faite des mouvemens invo-
lontaires, volontaires & mixtes. Je
ne serai cependant point satisfait,
que vous ne m'aïez véritablement instruit de l'action musculaire, je veux
dire, de la cause méchanique de cette action, ou du raccourcissement du
muscle ?

R. Rien de moins connu que la structure intime des muscles, eu égard à
leurs plus petits vaisseaux & à leurs
parties mobiles ; aucun art n'a pu
nous les rendre sensibles. L'immen-
sité des divisions des faisceaux ou des
petits paquets musculeux en fibres,
des fibres en filamens, des filamens
en fibrilles, & des fibrilles en fils
encore plus exigus & plus déliés, est
capable d'effraïer l'imagination ; &

cette décroiſſance ou cette dégéné-
ration eſt telle, que la raiſon ne ſçauroit la ſuivre dans l'infini où elle ſemble ſe perdre. Quelqu'épais que ſoit
néanmoins le voile, qui en nous ca-
chant la fabrique merveilleuſe de ce
tiſſu, nous interdit toute curioſité
ſur le méchaniſme ſubtil des fonctions
des parties qu'il forme, ne croïez pas
qu'il n'y ait eu des génies qui ſe ſoient
flatés de ſurprendre la nature dans la
nuit même d'un miſtère dans lequel
elle ſe plaît, pour ainſi dire, à s'envelopper.

Leeuwenhoeck conſidérant avec attention la fibre muſculaire d'un bœuf,
croit y pouvoir compter, ſans errer,
cent filamens très-diſtincts; & les fibres qu'il apperçoit ſont garnies &
entourées de rides tranſverſes, & cependant ſpirales. Ces rides ſe préſentent à Lower comme une ſuite d'angles alternatifs. Muys meſure le diamétre des fibrilles, & aſſujettit leurs
différentes proportions à la loi du
calcul. King aſſure que ces fibres
ne ſont que des vaiſſeaux ſanguins;
Sanguinetti, que de petites artérioles;
Swammerdam, qu'elles ſont faites de

globules ; Borelli enfin admet & imagine une chaîne de veſſicules, & cette fiction ingénieuſe, accréditée & ſoûtenuë par les dehors ſpécieux de quelques démonſtrations géométriques, au moïen deſquelles la plûpart des phénomênes obſervés dans la ſyſtôle des muſcles ſe trouvent expliqués, prend la forme d'une vérité réelle, qu'une multitude de partiſans qu'elle s'attire s'empreſſe de ſaiſir, d'orner & d'embellir.

Que de ſuppoſitions encore, quelle foule de ſiſtêmes, quelle variété d'opinions, d'idées & de ſentimens !

Conſultez Budæus, Mery, Stuart, Perraut ; les antagoniſtes ou les réſiſtances des muſcles ſont les ſeules cauſes de leur action : mais la contraction naturelle de la fibre ſuffiroit-elle pour réſiſter à des fardeaux conſidérables, & ne céderoit-elle pas facilement au contraire, à des poids légers ?

Ici le mouvement du muſcle n'arrivera qu'en conſéquence du ſeul changement de la figure des angles de ſes fibres, (a) ſans le ſecours mê- (a) Stenon. me d'aucun fluide acceſſoire. Quoi

(*b*) Borel-
li, Bellini,
Villis, Ber-
noüilli.

(*c*) Mayou.

(*d*) Keil.

donc ! un corps dans l'immobilité peut-il être mû, dès que rien ne lui imprime du mouvement ?

Là (*b*) de grands hommes se réünissent & envisagent la contraction animale dont il s'agit comme un effet de l'effervescence qui résulte de la mixtion du sang avec le liquide nerveux, & se perdent les uns & les autres dans la fermentation qu'ils imaginent & dans l'explosion qu'ils supposent.

Celui-ci (*c*), dont le sistême tend à la certitude du resserrement & non du gonflement du muscle lors de sa contraction ; car à peine est-on d'accord sur les connoissances que les sens nous présentent, puisque, selon les uns, le muscle en se raccourcissant occupe plus d'espace, tandis que, selon les autres, il en occupe moins ; celui-ci, dis-je, ne craint pas d'ajoûter à ce mélange du sang & des esprits, & à ces idées de fermentation celle du nitro-aërien, effervescence qui fait friser les fibres, & les oblige à se retirer comme une corde de boïau que l'on brule.

Celui-là (*d*) a recours à l'attraction,

& se flate que dans les ténébres même de ce phénomêne , il développe-
ra une cause encore plus inconnuë.

   Que vous dirai-je enfin ? Dans ce
Dedale d'erreurs , de conjectures &
d'incertitudes , & au milieu de tant
de contradictions , adopterez-vous le
sistême en faveur duquel un Auteur
(e) célébre , digne & sûr de l'immor-
talité , s'est déterminé dans un de ses
ouvrages ; puisqu'il avouë lui-même
que l'existence des vessicules sur lesquelles il se fonde n'a rien de réel ,
& qu'il déclare que les illusions ou
l'impossibilité de toute autre hipothè-
se est leur plus ferme appui ?

R. Mais quel parti dois-je donc prendre dans cette sombre obscurité ?

R. Le parti le plus prudent & le plus
sage est de vous en tenir à ce qu'il
vous est permis & à ce qu'il vous
importe de connoître.

   10. Toutes les parties se meuvent
par des muscles ; & l'action de ces
instrumens, quant aux membres de
l'Animal , consiste à tirer en se raccourcissant les parties solides auxquelles ils sont attachés & s'insérent , de
manière que leurs extrémités se rap-

(e) M. Se-
nac.

prochent, & que la partie la plus mobile, ou celle dans laquelle la réfiftance eft moindre, céde à celle dont la force furpaffe cette réfiftance : c'eft un fait à l'évidence duquel il n'eft pas poffible de fe refufer.

2°. Nous ne pouvons nous difpenfer d'admettre, dans la formation des faifceaux mufculeux, des fibres, des tuïaux fanguins, limphatiques & nerveux ; car fi toute la machine animale confidérée en général n'eft qu'un compofé de folides & de fluides, il s'enfuit que chacune de fes parties ne doit fa figure & fon exiftence qu'à un affemblage de canaux qui contiennent & qui charrient fans ceffe des liquides ; & celles qui font fufceptibles de mouvement & de fentiment feront principalement tiffuës de ces trois genres de tuïaux.

3°. Si des tuïaux fanguins, nerveux & limphatiques font la principale fubftance du mufcle, il eft continuellement abbreuvé par le fang, la limphe & l'efprit animal ; & dès que la volonté, ou aucune caufe externe ne le détermine point à fe mouvoir, tous ces vaiffeaux qui s'y diftribuënt, ainſi que ceux qui ſe portent dans les muſcles qui lui répondent, & dont la fonction eſt contraire, ſont égalcment pleins & mûs par les eſprits & par le ſang, enſorte que tous ſont dans un parfait équilibre.

4º. Quand je dis les muſcles qui lui répondent, & dont la fonction eſt contraire, je parle des antagoniſtes : ainſi le muſcle fléchiſſeur eſt l'antagoniſte de l'extenſeur, & l'extenſeur eſt l'antagoniſte du fléchiſſeur.

5º. La moindre addition, la moindre ſouſtraction augmentera néceſſairement l'action de l'un ou de l'autre, elle rompra l'équilibre de leur puiſſance.

6º. Cette addition ou cette ſouſtraction ne ſçauroit concerner que les liqueurs qui affluënt dans le muſcle, & non les canaux qui les contiennent. Nous n'admettons d'autres liqueurs que le ſang & les eſprits : donc le ſang ou les eſprits, ou les eſprits & le ſang enſemble, peuvent être les ſeules cauſes de la diminution ou de l'augmentation de la force des uns ſur les autres.

7º. Cette augmentation ou cette diminution ne ſeront opérées qu'en-tant que l'addition ou la souftraction dont il s'agit n'aura lieu que dans un des mufcles, c'eft-à-dire, qu'en-tant qu'elle fera effectuée, par exemple, ou dans l'extenfeur, ou dans le fléchiffeur : ainfi la souftraction faite dans l'extenfeur feulement, le fléchif-feur l'emportera ; ou l'addition faite dans le fléchiffeur, l'extenfeur ne pourra que céder, attendu la ceffa-tion de l'égalité des réfiftances ; car s'il y avoit une moindre réplétion des artères, des veines, des vaiffeaux lim-phatiques, & une moindre quantité d'efprits animaux dans celui qui flé-chit le membre, comme dans celui qui l'étend, & que néanmoins les proportions fuffent obfervées toûjours, ainfi que nous le voïons dans le ma-rafme & dans la vieilleffe, ce mê-me membre en agiroit avec moins de force, mais l'équilibre ne fubfifteroit pas moins ; & cet équilibre confervé, dans le cas d'une addition confidéra-ble, produiroit enfin cette convul-fion, ce mouvement tonique que nous appellons dans l'Animal le mal de cerf, & que l'on nomme dans l'homme le tetanos.

8°. Est-ce le sang ou les esprits, ou bien les esprits & le sang ensemble qui produisent cette contraction vitale en conséquence de laquelle l'Animal se meut, & qu'il ne faut pas confondre avec la contraction naturelle de la fibre musculeuse, qui naît de son élasticité? Quelques observations nous dévoileront ce mistère.

Lions une artère : le mouvement des muscles dans lesquels ce vaisseau se distribuëra sera aboli ou diminué considérablement, quoique les nerfs soient dans une entière intégrité. Or si l'interception du fluide circulant dans le canal artériel, & qui ne peut plus, ensuite de la ligature, se porter dans ces muscles, en diminuë ou en abolit le mouvement, il paroîtroit d'abord que tout mouvement est dû à la présence ou à l'influx de ce même fluide : mais en prémier lieu le muscle pâlit dans sa systôle, & la pâleur qu'il acquiert ne peut provenir que de la moindre abondance du sang, dans l'instant précis de la contraction. Je ne peux donc me déguiser que sa présence ou son influx n'y sont point nécessaires, puisqu'au contraire la diminution de la rougeur m'indique & m'annonce son absence. Secondement, si la petitesse, l'exilité des tuïaux à leurs extrémités fait que l'on doive les regarder avec M. Senac comme autant de cilindroïdes; & si, selon ce grand Médecin, dont je trouve que le sentiment ne se concilie pas sur ce point avec celui de Tabor, des tuïaux cilindriques gonflés ne se raccourcissent pas, parce que leur diamétre, par tout égal, s'allonge également, & que la dilatation est la même dans le milieu & dans les extrémités, le raccourcissement du muscle ne peut être imputé au liquide qui les remplit. Troisièmement, le rapport de Glisson & de Swammerdam, & l'expérience que vous pourrez en faire vous-même en trempant le bras dans un sceau d'eau, vous apprendront que l'eau descendra lorsque les muscles feront effort, & qu'elle s'élevera dans leur diastôle : conséquemment le muscle qui agit diminuë de volume ; & cette diminution, qu'on voudroit vainement attribuer à la graisse, qui au moment du gonflement du muscle peut rentrer en

elle-même, attendu sa compressibili-
té, est encore une preuve de l'expulsion du sang dans la systôle. En quatrième lieu, la circulation ne peut
être accélérée, & la quantité du sang
augmentée dans une partie au gré de
l'Animal, & à raison de son instinct
& de sa volonté : or la quantité du
sang ne pouvant être augmentée, à
raison de son instinct & de sa volonté, dans le membre à mouvoir, &
le mouvement de ce même membre
étant un acte subit de ce même instinct & de cette même volonté, il
est constant, sur tout en admettant
mes prémières conséquences, qu'il ne
sçauroit être occasionné par l'abord
plus impétueux & par la plus grande abondance de ce fluide : enfin, la
rapidité, la célérité, la vitesse, la
promptitude de l'action variée de ces
mêmes membres, suffit pour me convaincre que la systôle ne peut dépen-
dre que de la forte application d'un
corps très-fluide, très-subtil & très-
rapide au dedans du muscle; & toutes ces qualités indispensables ne se
rencontrant pas au degré proportionné & requis dans la liqueur artérielle,

je me trouve forcé de penser que la contraction ne sçauroit lui être dûë.

D. Mais par quelle raison les muscles tombent-ils donc dans l'affaissement, après la ligature de l'artère? d'où vient la diminution, l'abolition du mouvement de la partie, malgré l'intégrité du nerf?

R. Une partie ne peut être mûë qu'autant qu'elle est dans son état naturel, & qu'elle jouït de la vie; elle ne peut jouïr de la vie qu'autant que la circulation s'y exécutera: or, dès que l'action des vaisseaux, ces forces mouvantes qui doivent porter le sang nécessaire à son entretien & à sa nourriture, sera empêchée, la vie de cette même partie s'éteindra, puisque le principe en sera détruit, & les opérations du membre cesseront. Que si elles languissent, que s'il s'affoiblit seulement, ce ne sera que parce que le sang dans sa marche ne trouvera pas un obstacle entier & complet, & qu'il y parviendra encore, mais en petite quantité, par des ramifications collatérales: ainsi la ligature de l'artère peut donner lieu à la diminution ou à l'abolition du mouvement,

sans

fans qu'on en doive conclure que
l'augmentation de ce même mouvement foit effectuée par l'influx du
fang ; fa préfence n'eft néceffaire dans
le membre à mouvoir, que parce que
tout membre à mouvoir doit être
primordialement animé.

Rendons à préfent à ce fluide la
liberté de fon cours : mais exami-
nons les effets de la ligature fur les
nerfs qui fe propagent dans les mufcles de la même partie. Le prémier
phénomêne que j'envifage eft la pa-
ralifie du membre & fon entière immobilité : mais la ligature de l'artère
a produit & m'a fait entrevoir la même abolition & le même défaut d'action ; & fi du défaut d'action produit
par la ligature de l'artère, je n'ai pas
cru pouvoir tirer la preuve de la contraction mufculaire par l'influx du
fang artériel, je ne fuis pas plus fon-
dé à affurer les caufes de cette fyftôle
fur l'influx du fuc nerveux, qui ne
peut être par conféquent confidéré
dans cette circonftance, que comme
un agent indifpenfable pour l'entretien de la vie de la partie ; car il y
concourt conjointement avec le fang,

Tome II. Part. I.　　　　N

& un de ces deux mobiles enlevés, cette partie doit nécessairement périr.

Comment donc parvenir à la découverte de la vérité que je cherche, & remonter au principe certain, non de l'action spontanée des muscles, action indépendante de la volonté de l'Animal, & qui subsiste par la présence des esprits animaux & du sang, mais de leur contraction, & des mouvemens en tous sens des membres quelconques ? La raison ci-devant & déjà alléguée est plus que capable d'éclairer tous mes doutes. A peine l'Animal veut-il étendre ou fléchir la jambe, qu'elle obéït sur le champ, & qu'elle est étenduë ou fléchie. D'où procéde la vîtesse de cette détermination, qui se fait sentir presque dans le même moment à la partie qu'il veut remuer, si ce n'est d'un liquide prodigieusement mobile ? & quels sont les sucs les plus mobiles qui se rencontrent dans la machine animale, si ce ne sont les esprits animaux, qui après avoir passé par divers degrés successifs d'atténuation, ont enfin acquis la plus grande subtilité ? D'ailleurs l'irritation d'un nerf occafionne plufieurs tremblemens , plufieurs fpafmes dans les mufcles auxquels ce même nerf donne des branches. En faudroit-il donc davantage pour nous convaincre, 1°. que le fuc nerveux & le fang préfens dans une partie la maintiennent dans fon état naturel, 2°. que la fouftraction totale de l'une ou de l'autre de ces liqueurs en opérera la ruine, mais que l'addition ou l'augmentation qui en provoquera les mouvemens ne fera que de celle qui eft contenuë dans les nerfs, & que conféquemment un influx plus abondant du fuc nerveux eft la caufe unique du raccourciffement ou de la fyftôle des mufcles? C'eft à ce point que tout Praticien doit terminer fes recherches; car entreprendre de raifonner fur la forme & les autres difpofitions méchaniques de la fibre contractée, ce feroit une tentative d'autant plus téméraire, que ce méchanifme a échappé à nombre de génies que la nature fembloit avoir pourvus & doués de la faculté de découvrir fes opérations les plus fecrettes.

DES MUS-
CLES EN
GE'NE'RAL.

N ij

CHAPITRE SECOND.

Des muscles de l'avant-main.

ARTICLE PREMIER.

DES MUSCLES DE LA TÊTE.

SECTION PREMIERE.

Des muscles servant aux mouvemens des parties particulières qui dépendent de la tête.

DES MUSCLES DES OREILLES.

D. LEs oreilles ont-elles une quantité considérable de muscles ?

R. Quoique les oreilles de l'Animal aïent beaucoup de liberté dans leurs différens mouvemens, elles n'ont pas néanmoins ce nombre singulier de muscles que quelques Auteurs ont jugé à propos de leur attribuer ;

l'examen le plus férieux & le plus réfléchi ne m'en a fait découvrir que
quatre à chacune d'elles : mais comme chacun de ces mufcles a plufieurs
plans de fibres féparés , & qui forment des attaches différentes, foit aux
oreilles, foit aux parties voifines, ce
font fans doute ces portions de mufcles , qui divifées par ceux qui m'ont
précédé , ont été prifes pour autant
de mufcles particuliers.

D. Où font fitués ces quatre mufcles ?

R. Leur pofition eft telle que leur attache mobile occupe en gradation di-
verfe le tour de la bafe de l'oreille
extérieure : ainfi, fi je les confidére
en commençant par la partie la plus
haute de cette bafe , je les diviferai
en prémier, fecond, troifième & quatrième.

    Le prémier, qui eft le plus confi-
dérable, eft fitué fur toute la partie
fupérieure du crâne, où il s'unit &
fe joint avec celui du côté oppofé :
fon attache fixe eft à toute l'épine de
l'os occipital : il fe prolonge antérieurement & poftérieurement, en fe perdant dans la peau : toutes fes fibres
fe raffemblent du côté de l'oreille , &

s’y terminent par six portions séparées,
qui ont même chacune une direction
différente. Ce muscle par sa situation
fait aussi fonction de muscle occipital.

Le second muscle joint la partie
postérieure du prémier : il ne naît
d’aucune partie solide ; c’est un plan
de fibres de la longueur de quatre ou
cinq travers de doigt, & de la largeur d’environ un pouce. Il adhére
seulement aux muscles de la tête, &
va se terminer à la partie postérieure
de la base de l’oreille par deux attaches différentes.

Le troisième muscle se trouve plus
bas & au dessous de celui-ci ; du reste,
il lui ressemble, & par sa structure, &
par ses attaches, qui occupent aussi une
portion plus basse de la base de l’oreille.

Enfin le quatrième s’étend tout le
long de la glande parotide, connuë
parmi nous sous la dénomination d’a-
vive, & s’y attache simplement par
un tissu cellulaire. Il est joint à sa partie supérieure par une autre portion
qui le grossit & qui en augmente le
volume, & il se termine ainsi à la
partie antérieure de cette base par
une seule attache.

Vous concevez donc que tous ces muscles si minces font du nombre de ceux que nous appellons proprement cutanés: ils font en effet tous adhérens à la peau, qu'ils font même mouvoir lors de leur contraction.

Au surplus, leur effet répond à leur position. Le prémier agissant entièrement, tirera l'oreille en dedans, c'est-à-dire qu'il la rapprochera près de l'autre; & il la portera aussi en avant ou en arrière, selon que ses portions antérieures ou postérieures agiront plus fortement. Le second peut pareillement la tirer en arrière, le troisième en bas ou plutôt en dehors, le quatrième enfin, en devant & en dehors. Que si tous ces muscles, en un mot, exercent ensemble & conjointement leur action, ils maintiendront l'oreille droite, comme on le remarque, lorsque l'Animal étonné de quelque bruit, y prête attention & semble vouloir l'écouter.

DES MUSCLES DES PAUPIE'RES.

D. Comment s'exécutent les mouvemens des paupières ?

R. Par le moïen de deux muscles, dont

l'un eſt commun aux deux paupières, & l'autre eſt propre à la paupière ſupérieure.

Le prémier ſe nomme le muſcle orbiculaire, parce qu'il eſt formé par
des fibres qui s'étendent circulairement au tour de l'entrée de l'orbite :
il en réſulte un plan mince cutané,
qui avec la peau à laquelle il eſt
adhérent, compoſe les paupières. Toutes ces fibres ſe réüniſſent au grand
angle de l'œil, & ne font plus qu'un
tendon court, qui s'attache à l'os angulaire. Ce muſcle, en ſe contractant,
ferme l'ouverture des paupières, les
rapproche & les unit l'une à l'autre.

Le ſecond muſcle, attendu ſon uſage, s'appelle le muſcle releveur de
la paupière ſupérieure.

Il a ſon attache fixe dans le fond
de l'orbite, d'où il s'avance par deſſus le muſcle releveur de l'œil, & ſe
termine par une expanſion large &
mince à la portion ſupérieure du
muſcle orbiculaire : ainſi l'office de ce
muſcle eſt de relever dans ſa contraction la paupière ſupérieure, qui eſt
celle qui a le plus de mouvement ;
car l'inférieure, qui n'en a pas autant,

n'a point aussi de muscle particulier à cet effet.

DES MUSCLES DES LE'VRES.

D. Quels sont les muscles des lévres?

R. Les lévres s'ouvrent, se ferment, & sont portées de côté & d'autre : ces divers mouvemens ont lieu en conséquence de l'action de onze muscles, dont trois sont communs aux deux lévres, tandis que les autres quatre de chaque côté sont particuliers & ne servent qu'à l'une d'elles, sçavoir, deux à la lévre antérieure, & deux à la lévre postérieure.

Le prémier, dont le volume est plus considérable, est impair : on lui donne le nom de muscle orbiculaire, par la raison qu'il est composé de fibres qui s'étendent aussi circulairement au tour de la bouche, de sorte qu'il forme lui-même les deux lévres. Il est fortement adhérent à la péau dans toute son étenduë ; & quoique par sa structure il semble n'avoir pas besoin de point fixe pour agir, il est néanmoins assujetti par deux attaches : l'une est au cartilage du nez : l'autre

est à cet endroit de la mâchoire postérieure que nous avons nommé le
menton. L'effet de ce muscle est de
serrer, dans sa contraction, & de
rapprocher les lévres l'une de l'autre.

D. Le second muscle commun aux deux
lévres est-il aussi impair ?

R. Non, il en est un de chaque côté,
& qui leur est commun par sa situation à la commissure de l'une & de
l'autre ; je les appellerai muscles molaires, parce qu'ils avoisinent les dents
de ce nom à l'une & à l'autre mâchoire. Ils sont composés de fibres
transversales : ils ont d'une part leur
attache à l'os maxillaire, & de l'autre,
à la mâchoire postérieure, près des
dents que je viens de nommer : ils se
joignent inférieurement au muscle
orbiculaire, à la commissure dont j'ai
parlé.

Quoique je place ces muscles au
rang de ceux des lévres, on voit néanmoins par leur situation qu'ils ne
contribuënt pas beaucoup à leurs
mouvemens, & que leur fonction la
plus essentielle est d'aider à la mastication, en ramenant sous les dents
les alimens qui se portent en dehors,

& qui s'en écartent après que la langue les y a poussés.

D. Quel est le prémier muscle propre de la lévre antérieure ?

R. Le prémier muscle propre est le releveur de la lévre antérieure. Son attache fixe est au dessous de l'orbite , dans l'endroit où se joignent l'os angulaire, l'os maxillaire, & l'os zigomatique : de-là il descend le long des nasaux ; & dès la partie moïenne il se change en un tendon, qui à son extrémité se joint avec celui du côté opposé, en formant une espéce d'aponevrose qui se termine dans le milieu de la lévre antérieure.

Son usage est donc de relever cette lévre. Il différe de tous les autres muscles de ces parties, en ce qu'il compose un corps rond qui n'est point cutané , & qui n'est point adhérent à la peau. C'est ce même muscle que l'on a coupé jusques à présent dans l'opération désignée par le mot de dénerver ; & son inspection seule, ainsi que celle de son attache fixe, doit vous prouver jusques où s'étendoient le génie & les lumières de ceux qui ont prétendu par cette amputation remédier à l'imperfection de la vuë, ou diminuer la grosseur de la tête de l'Animal.

Le second muscle propre à la lévre antérieure peut avec raison être appellé le muscle maxillaire, puisqu'il tire ses attaches de cet os. Il est composé de trois plans de fibres distincts, & dont la direction est différente.

Le prémier est oblique : il s'étend depuis la partie supérieure du maxillaire jusques à la commissure des lévres supérieurement.

Le second plan, qui est au dessous, s'attache au maxillaire près du muscle releveur propre de la lévre antérieure, & vient en croisant le précédent se perdre dans cette même lévre.

Le troisième, qui est le moins considérable, s'attache aussi à l'os maxillaire au dessous des deux prémiers : il se joint & se confond insensiblement avec eux. Ce muscle sert à tirer la lévre de côté lorsqu'il agit seul : mais son action se fait-elle conjointement avec celui du côté opposé ? ils relevent l'un & l'autre la lévre, & la tirent en haut.

D. Il est aussi des muscles propres à la lévre postérieure ?

R. Le prémier muscle propre à la lévre postérieure est semblable par sa structure au releveur de la lévre antérieure : aussi se nomme-t'il le releveur de la lévre postérieure. Il s'attache fixément à la partie latérale externe de la mâchoire postérieure, dans l'endroit des dents molaires les plus hautes ; de-là son tendon, qui descend le long de la mâchoire, s'unit avec le pareil, & se perd dans la peau du menton. Nous pouvons donc avancer qu'il sert à retirer, & même à relever la lévre postérieure.

A l'égard du second muscle propre de cette lévre, c'est un muscle cutané qui naît par une large aponevrose de toute la superficie du muscle masseter. Il couvre le muscle releveur, je veux dire, le muscle précédent, & se perd dans la lévre postérieure près des commissures. Il sert à tirer la lévre de côté, comme son usage est de la tirer en haut lorsqu'il agit avec son semblable.

DES MUSCLES DES NASAUX.

D. Les nasaux ont-ils autant de muscles que les lévres ?

R. Les lévres en ont onze, les nasaux n'en ont que cinq placés à leur orifice, sçavoir, un impair & deux pairs.

Le prémier, eu égard à la direction de ses fibres, se nomme le muscle transversal. Il a une attache fixe à l'épine du nez, d'où il s'étend transversalement & de chaque côté sur tout le cartilage inférieur qui acheve de former les nasaux.

Le prémier des muscles pairs s'attache inférieurement le long de la partie latérale externe des os du nez, d'où ses fibres, qui sont très-courtes, s'évanouissent dans la peau des nasaux ; tandis que le second, que l'on doit regarder comme un muscle cutané, s'attache au bord supérieur de l'os maxillaire qui forme leur entrée, & se perd aussi totalement dans la peau. La fonction de ces muscles est la même : ils relevent la peau des nasaux, & en dilatent les orifices.

DES MUSCLES DE LA
MACHOIRE POSTE´RIEURE.

SECTION SECONDE.

D. **Q**Uels font les mouvemens de la mâchoire poſtérieure ?

R. La mâchoire poſtérieure eſt la ſeule qui ſoit mobile ; & ſes mouvemens, qui conſiſtent principalement à être écartée & rapprochée de la mâchoire antérieure, ſont exécutés par le moïen de dix muſcles, ſçavoir, cinq de chaque côté, dont trois la relevent ou l'approchent de l'autre, & deux l'en éloignent.

R. Comment appellez - vous les trois muſcles qui la relevent ou qui la rapprochent de l'autre ?

R. Ces trois muſcles ſont le maſſeter, le crotaphite & le ſphenoïdal.

D. Quel eſt le muſcle que vous nommez le maſſeter ?

R. C'eſt ce muſcle fort & applati qui occupe toute la face externe de la portion ſupérieure, & la plus large de la mâchoire. Il a ſon attache fixe à toute l'épine de l'os maxillaire, &

légèrement à l’arcade zigomatique. Il cache une partie du muscle crotaphite, & particulièrement son tendon. Enfin, il se termine à la face externe de la mâchoire postérieure.

D. Où est situé le muscle crotaphite ?

R. Le muscle crotaphite occupe la cavité que nous nommons les salières. Il s’attache à toute la circonférence de cette cavité, c’est-à-dire qu’il est adhérent à l’os frontal, à l’os pariétal, à l’occipital & au temporal : ensuite de toutes ces attaches, ses fibres se réünissent en un seul & fort tendon, qui passe sous l’arcade zigomatique pour venir se terminer & s’attacher à l’apophise coronoïde. On prétend que, dans l’homme, la membrane qui recouvre ce muscle est une continuation du pericrâne : dans le Cheval, elle en paroît distinctement séparée, & semble n’être qu’une espéce d’aponevrose dont ce muscle est recouvert.

D. Vous allez sans doute m’apprendre ce que vous entendez par le muscle sphenoïdal ?

R. Le muscle sphenoïdal est placé à la partie interne de la mâchoire. Il s’attache

tache supérieurement par des fibres très-fortes à une ligne saillante, qui est une continuité des apophises pterigoïdes de l'os sphenoïde, & vient s'attacher d'une autre part & fortement à toute la face interne de la mâchoire, à l'opposite du masseter.

Ces trois muscles, ainsi que je vous l'ai dit, rapprochent la mâchoire postérieure de l'antérieure. Ils sont courts & très - charnus : & cette structure étoit convenable à leurs fonctions ; car la mastication ne s'opéreroit que très-imparfaitement, si la mâchoire, dans ses mouvemens, étoit dépourvuë de la force nécessaire pour rompre, triturer & broïer les alimens.

D. Il me semble qu'il ne faut pas tant d'effort pour l'écarter de l'antérieure ?

R. Non, car la position de l'os dont elle est formée y contribuë : aussi les muscles destinés & préposés à cet effet sont-ils bien moindres que ceux que je viens de décrire.

D. Quels sont ces muscles ?

R. Le stilomaxillaire & le digastrique.

D. Quelle est l'étymologie du stilomaxillaire ?

R. Le ftilomaxillaire eft ainfi nommé par rapport à fes attaches. Il eft le prémier & le plus fort : fixément attaché à toute l'apophife ftiloïde de l'os occipital, il vient fe terminer à la tuberofité de l'os de la mâchoire, que l'on appelle auffi maxillaire.

Le fecond tire fon nom de fa ftructure, & il porte celui de digaftrique de *digafter*, qui a deux ventres, parce qu'il a deux corps charnus féparés par un tendon qui eft au milieu de ces deux corps.

Il eft attaché fupérieurement à l'extrémité de l'apophife ftiloïde ; de-là il gagne la face interne de la mâchoire, & dans le chemin fon tendon mitoïen paffe dans une ouverture qui fe trouve au mufcle ftilohyoïdien, dont je parlerai, après quoi il reparoît charnu une feconde fois, & fe termine intérieurement à l'extrémité de la mâchoire. Ces deux mufcles tirent donc la mâchoire en arrière : & j'obferverai que fi tous les mufcles d'un même côté feulement agiffent enfemble, ils feront faire à la mâchoire des mouvemens latéraux, néceffaires à la maftication, ou de

ces mouvemens ridicules & deſagréa-
bles, que nous exprimons en diſant
que l'Animal fait les forces.

DES MUSCLES PROPRES DE LA TE'TE, OU QUI SERVENT A SES MOUVEMENS.

DES MUS-
CLES DE LA
MACHOI-
RE POSTE'-
RIEURE.

SECTION TROISIÉME.

D. LA tête peut être fléchie, étendué
& portée de côté & d'autre. Quels
ſont prémièrement les muſcles par leſquels elle eſt fléchie?

R. Ces muſcles ſont au nombre de ſix,
trois de chaque côté.

Le prémier ſe nomme ſternoma-
xillaire. Il eſt très-long & aſſez grêle.
Il s'attache inférieurement à la partie
antérieure & ſupérieure du ſternum,
d'où il monte le long de la partie latérale de l'encolure, & ſe termine à
la tuberoſité de la mâchoire poſtérieure. En conſéquence de cette dernière attache, il ne peut mouvoir la
mâchoire ſéparément: mais en la tirant, il doit abbaiſſer & fléchir toute
la tête.

O ij

D. Comment nommez - vous les deux autres muscles ?

R. Ils retiennent particulièrement le nom de fléchisseurs , & je les diſtingue en long & en court fléchiſſeur.

Le long fléchiſſeur s'attache aux apophiſes tranverſes & à la partie antérieure du corps de la troiſième , quatrième & cinquième vertébre cervicale, par autant de petits tendons : il monte par devant la ſeconde & prémière vertébre ſans s'y attacher , & ſe termine à l'apophiſe cunéïforme de l'os occipital.

Le ſecond , ou le court , eſt beaucoup plus petit : il ne s'étend en effet que depuis la ſeconde vertébre juſques à l'occipital , où il s'attache un peu en arrière du précédent.

D. Quels ſont les muſcles par leſquels la tête eſt relevée ou étenduë ?

R. La tête eſt relevée ou étenduë par cinq paires de muſcles tous placés à la partie ſupérieure & de chaque côté de l'encolure : ces muſcles ſont le ſplenius, le grand complexus, le petit complexus, le grand droit & le petit droit.

D. Qu'eſt-ce que le ſplenius ?

R. Le muscle splenius est ainsi nommé parce que sa figure approche un peu de celle de la ratte, sur tout dans le Cheval, & plutôt dans celui-ci que dans l'homme. Son attache inférieure est aux apophises épineuses des prémières vertébres dorsales, & légèrement au ligament cervical. Il continuë ses attaches aux apophises transverses des vertébres cervicales inférieures. Il se joint de nouveau au ligament cervical, & se termine enfin par une aponevrose à l'apophise transverse de l'occipital : à cette aponevrose vient s'unir une autre portion de muscle qui dépend de celui dont il s'agit; cette seconde portion vient des apophises transverses des cinq vertébres cervicales inférieures, & se confond dans l'aponevrose dont je viens de parler.

Le grand complexus, appellé ainsi parce qu'il est, comme dans l'homme, composé de plusieurs plans de fibres qui forment un muscle assez fort, est placé au dessous du splenius. Ses attaches commencent à l'apophise épineuse de la troisième vertébre dorsale, à l'apophise transverse de la seconde & de la prémière , à celles des cinq vertébres cervicales inférieu-res ; après quoi , il se joint au ligament cervical , & se termine à l'é-minence transversale de l'occipital.

Le petit complexus est au dessous de celui-ci. Il est couché le long de la partie supérieure du ligament cervical. Il s'attache aux apophises épineuses de la troisième & de la seconde vertébre cervicale , pour venir se terminer à la partie postérieure de l'os occipital.

D. Les deux derniers muscles extenseurs sont-ils aussi considérables que ceux dont vous venez de me faire la description ?

R. Les deux derniers extenseurs sont bien moindres que les précédens , & sont situés au dessous d'eux.

Le grand droit , qui est supérieur au dernier , s'attache à la partie supérieure de la seconde vertébre cervicale , & se termine , ainsi que le petit complexus , à la partie postérieure de l'occipital.

Le petit droit est directement au dessous. Il s'attache inférieurement à la prémière vertébre , au bord de la cavité articulaire, de manière qu'il recouvre l'articulation de cette vertébre avec la tête; & il se termine au dessus des condiles de l'occipital.

D. La tête fait encore des mouvemens latéraux & demi circulaires, c'est-à-dire quelle peut être mûë de droite à gauche, & de gauche à droite ?

R. Les derniers muscles qui servent aux mouvemens latéraux & demi circulaires de la tête, & dont je dois vous entretenir, sont au nombre de quatre, sçavoir, deux de chaque côté, que nous nommerons obliques, & que nous distinguerons en grand & en petit.

Celui-ci s'attache d'une part à la portion latérale de la prémière vertébre cervicale, & de l'autre à la partie latérale de l'éminence transversale de l'os occipital.

A l'égard du grand oblique, il est placé entre la prémière & la seconde vertébre cervicale. Il s'attache à toute l'épine de la seconde, & se termine à l'éminence transversale de la prémière.

Concevez que ce muscle appartient à la tête, quoiqu'il n'y soit point atta-

O iiij

ché, parce que ſes mouvemens latéraux s'exécutent principalement au
moïen de l'articulation libre de la
prémière avec la ſeconde vertébre,
& que ce muſcle faiſant tourner cette
prémière vertébre, fait conſéquemment tourner la tête : de plus, ces
mouvemens latéraux ont auſſi lieu
par l'action des muſcles extenſeurs
ou fléchiſſeurs d'un ſeul côté.

DES MUSCLES DE L'OS HYOÏDE.

SECTION QUATRIÉME.

D. JE ſçais que vous pourriez renvoïer
à la Splanchnologie l'expoſition des
muſcles de l'os hyoïde, de la langue, du larynx, du pharinx, de la
cloiſon du palais & des trompes d'Euſ-
tache : mais voudriez-vous bien quant
à préſent ſatisfaire ma curioſité à cet
égard ?

R. Toutes ces parties, qui forment ce
que nous nommons le bouquet anatomique, ſe joignent & ſervent les
unes aux autres d'attaches récipro-
ques pour leurs muſcles ; auſſi ne les
demontre-t'on jamais ſéparément :

mais c'est principalement & sur tout l'os hyoïde qui en fournit à une plus grande quantité, vû sa stabilité dans l'Animal, où je le trouve articulé avec l'occipital par ses longues branches, au lieu que dans l'homme il ne tient qu'au cartilage tiroïde.

D. Mais il me paroît aussi que son unique fonction est de servir de point fixe à l'action de la plûpart de ces muscles ?

R. Il est encore capable & susceptible de quelques mouvemens, car il n'est pas articulé d'une manière bien étroite avec l'occipital : d'ailleurs, comme il est composé de plusieurs piéces, il peut être plus mobile dans leur jonction.

D. Quels sont donc ces mouvemens dont il est susceptible ?

R. Ses principaux mouvemens consistent en ce qu'il peut être levé & abbaissé par le moïen de six muscles, dont quatre sont impairs, & situés sur le devant & dans le milieu, & les deux autres pairs, un placé de chaque côté & en arrière.

D. Comment nommez - vous ces six muscles ?

R. Les muscles de toutes ces parties tirent leur nom de leurs attaches ; ainsi j'appellerai ceux de l'os hyoïde, milohyoïdien, genihyoïdien, hyoïdien, sternohyoïdien & stylohyoïdien.

D. Quel est celui que vous nommez mylohyoïdien ?

R. C'est un muscle plat situé dans la ganache ou dans l'auge, directement au dessous de la peau, & attaché à toute la partie interne de la mâchoire. Il se termine à la partie antérieure de l'os hyoïde.

Le muscle genihyoïdien est au dessus de celui-ci : il s'attache seulement à la partie inférieure de la concavité de la mâchoire, à un endroit que l'on nomme dans l'homme l'apophise geni ; de-là il vient tout le long du précédent, & s'attache aussi à l'os hyoïde, au même lieu que le milohyoïdien.

Le muscle hyoïdien n'a point d'attache fixe ; c'est une production du muscle commun de l'encolure, je veux dire d'un muscle large qui enveloppe presque toute la portion antérieure de cette partie, & dont je vous entretiendrai dans peu. Du milieu de

ce muscle s'éleve en effet celui dont
nous parlons: il monte le long de la
trachée artère , & s'attache à l'os
hyoïde antérieurement & au dessous
du mylohyoïdien.

Le sternohyoïdien a son attache
fixe à l'extrémité supérieure du sternum: il monte le long de la trachée
artère, & s'attache au même endroit
de l'os hyoïde que le précédent ;
c'est-à-dire que ces quatre muscles
sont à la base de cet os , directement
à sa convexité & au dessous de son
éminence antérieure. Ils servent donc
à le tirer en bas : mais les deux prémiers le tirent en devant, & les deux
seconds le tirent en arrière.

D. Ne m'avez-vous pas dit qu'il y avoit
encore les muscles stylohyoïdiens, un
de chaque côté ?

R. Les deux derniers muscles sont , il
est vrai, les stylohyoïdiens, un de chaque côté. Ils ne s'attachent point à
l'apophise styloïde , comme dans
l'homme, mais à la pointe ou à l'extrémité des longues branches de l'os
hyoïde, d'où ils vont se terminer aux
parties latérales du corps de cet os ;
de sorte qu'ils peuvent tirer en haut

ce corps qui eſt uni avec les grandes branches d'une manière & d'une
façon aſſez lâche pour que ce mouvement lui ſoit permis.

Il eſt aidé dans cette action par les
muſcles digaſtriques de la mâchoire:
en effet, les ſtylohyoïdiens ſont percés
à leur extrémité inférieure par une
ouverture longuette où paſſe le tendon mitoïen du digaſtrique qui fait
en cet endroit une courbure; or lorſqu'il entre en contraction, cette courbure n'exiſte plus, & elle ne peut
ceſſer d'exiſter, ſans que l'extrémité
du muſcle ſtylohyoïdien ſoit tirée,
& conſéquemment l'os hyoïde même.

DES MUSCLES DE LA LANGUE.

SECTION CINQUIÉME.

D. L A langue a-t'elle plus de ſix muſcles ?

R. Elle en a préciſément ſix, trois de
chaque côté, connus ſous la dénomination de geniogloſſes, de baſiogloſſes, & d'hiogloſſes.

D. Où eſt ſitué le geniogloſſe ?

R. Directement au deſſous & dans le

milieu de la langue. Il s'attache au deſſus du genihyoïdien, à la partie inférieure de la concavité de la mâchoire, d'où ſes fibres s'étendent en haut & en bas, & ſe prolongent juſques à la baſe de la langue : c'eſt par lui que la langue eſt tirée hors de la bouche.

D. Quelle eſt l'attache du baſiogloſſe ?
R. Le baſiogloſſe a ſon attache fixe à la baſe, c'eſt-à-dire, au corps même de l'os hyoïde ; de-là ſes fibres ſe portent à côté & en dehors du précédent, juſques à l'extrémité de la langue, enſorte que ſa fonction eſt de la tirer en arrière.

Le dernier enfin, que j'ai ſimplement appellé hiogloſſe, eſt dans ſon trajet détaché de la langue, à la différence des geniogloſſes & baſiogloſſes, qui s'y diſperſent entièrement. Il s'attache à la partie externe & inférieure des grandes branches de l'os hyoïde, d'où il ſe porte à côté & en dehors du baſiogloſſe, juſques à l'extrémité de la langue, & il s'y inſére à peu près dans le même endroit où le précédent ſe termine.

Lorſqu'il agit avec ſon ſemblable,

il tire la langue en arrière : mais son action est-elle unique & d'un seul côté ? il la portera de ce même côté ; car sa situation est plus en dehors que celle de tous les autres muscles , & d'ailleurs, comme je l'ai observé, il est détaché de la langue, excepté à l'extrémité de cette partie , qui est son attache mobile.

DES MUSCLES DU LARYNX.

SECTION SIXIÉME.

D. VOus sçavez que le larynx n'est autre chose que l'extrémité supérieure de ce conduit cartilagineux que nous nommons la trachée artère. Il est cartilagineux lui-même : mais ses cartilages différent par leur structure de ceux qui composent tout le canal ; car ceux-ci ont une figure circulaire. De plus, les prémiers sont au nombre de cinq, sçavoir, le tyroïde, le cricoïde, les deux arytenoïdes & l'épiglotte. Il résulte de leur forme & de leur jonction une ouverture ovale bien moindre que celle de la trachée artère , que l'on nomme la glotte ,

& qui a la liberté de se dilater & de se resserrer, parce que les cartilages n'étant unis que par des parties ligamenteuses, sont plus susceptibles de dilatation & de constriction. Mais quels sont les muscles par lesquels ces mouvemens peuvent être opérés ?

R. Les muscles du larynx sont au nombre de huit, quatre de chaque côté ; sçavoir, le sternotyroïdien, l'hyotyroïdien, le cricotyroïdien & l'arytenoïdien.

Les sternotyroïdiens ne sont dans leur principe & dans leur commencement qu'un seul muscle qui naît de l'extrémité supérieure du sternum, & monte le long de la trachée artère, où il se divise & forme alors deux muscles qui vont s'attacher aux parties antérieures & latérales du cartilage tyroïde. Dans l'endroit de la division est un prolongement d'un trousseau de fibres charnuës qui communiquent avec le sternohyoïdien qui est au devant.

L'hyotyroïdien s'attache d'une part aux parties latérales du corps de l'os hyoïde, & vient à côté du cartilage tyroïde jusques à son bord inférieur, où il se termine.

Le cricotyroïdien s'attache à toute la face latérale externe du cartilage cricoïde, pour se terminer au bord inférieur du tyroïde en arrière du précédent.

Les arytenoïdiens enfin sont deux petits muscles placés à la partie postérieure du larynx & qui vont d'un cartilage arytenoïde à l'autre.

Quant aux usages & aux fonctions de ces muscles, le sternotyroïdien peut tirer en bas le larynx entier.

L'hyotyroïdien peut écarter le tyroïde & dilater la glotte, il peut aussi lever le larynx entier : dans d'autres cas, le larynx lui sert de point fixe, & alors il tire l'os hyoïde.

Le cricotyroïdien rapproche les cartilages cricoïde & tyroïde.

Les arytenoïdiens enfin sont ceux dont l'effet est le plus marqué, parce que les cartilages arytenoïdes sont les plus mobiles. Ces muscles les rapprochent, & diminuënt dès-lors l'ouverture de la glotte, de manière qu'ils sont les antagonistes des hyotyroïdiens.

Aux environs de ces parties il est
au

au surplus plusieurs autres fibres charnuës dont on a fait dans l'homme
plusieurs muscles particuliers, comme
ceux de la partie interne de la glotte que l'on a nommés tyro-arytenoï-
diens, comme ceux de l'épiglotte que
l'on a appellés épiglotiques : mais ils
sont trop peu sensibles dans l'Animal
pour que nous nous y arrêtions.

Des mus-
cles du
larynx.

DES MUSCLES DU PHARINX.

SECTION SEPTIÉME.

D. L E pharinx est la partie supérieure de l'œsophage, il est plus large que le canal même. Supérieurement fermé par les os occipital &
sphenoïde, il répond aux ouvertures
postérieures des nasaux, & principalement à la bouche. Il faut que cette partie pour la déglutition soit élevée, abbaissée, dilatée & resserrée :
or dites - moi, je vous prie, quels
sont les muscles qui contribuënt à
ces différentes actions ?

R. Les muscles du pharinx sont au nombre de onze, sçavoir, cinq de chaque
côté & un qui est impair.

Tome II. Part. I. P

D. Comment se nomment les cinq muscles pairs ?

R. On les nomme pterygopharingiens, keratopharingiens, hyopharingiens, tyropharingiens & cricopharingiens. A l'égard du muscle impair, il s'appelle œsophagien.

D. D'où naît le pterygopharingien ?

R. De l'apophise pterigoïde du sphenoïde auprès de cette poulie où passe un muscle de la cloison : il se perd dans la partie supérieure du pharinx.

Le keratopharingien naît de la partie interne & moïenne des grandes branches de l'os hyoïde, & se porte au pharinx au dessous du précédent.

L'hyopharingien part de l'extrémité des parties latérales du corps de l'os hyoïde, pour gagner le pharinx.

Le tyropharingien vient du cartilage tyroïde comme le cricopharingien du cartilage cricoïde, pour se perdre l'un & l'autre dans le pharinx.

Enfin l'œsophagien ne nous présente que les fibres charnuës qui composent le pharinx, & qui s'attachent de chaque côté à tout le larinx & à l'os hyoïde.

Les usages de ces muscles se manifestent assez par leur situation.

Les deux prémiers élevent le pharinx & le dilatent.

Les trois autres le reſſerrent en l'ap-
prochant de leurs attaches.

Quant à l'œſophagien, il ſe reſſer-
re encore davantage, & ſa contraction ſert à faire deſcendre les alimens
lorſqu'ils ſont une fois entrés.

DES MUS-
CLES DU
PHARINX.

DES MUSCLES DE LA CLOISON
DU PALAIS.

SECTION HUITIÉME.

D. N'Eſt-ce pas cette partie flottante
qui eſt au fond de la bouche de
l'Animal, & qui eſt une continuation de la membrane du palais & de
celle des naſaux, que vous appellez
la cloiſon ou le voile du palais ?

R. Oui ; & ſi cette cloiſon , dans les
Chevaux, ne touche pas préciſément
la langue, du moins appuïe-t'elle directement ſur l'épiglotte ; deſorte que
lorſque l'épiglotte eſt levée dans ſon
état naturel, elle ferme le peu d'ouverture qui reſte entre la cloiſon &
la langue dans le fond de la bouche.
Cette partie, outre ces deux membra-

P ij

nes qui la recouvrent, est composée de beaucoup de fibres musculaires, qui par leur contraction la relevent & l'approchent encore plus du pharinx : elle a encore à cet effet des muscles particuliers.

D. Quels sont ces muscles ?

R. On les nomme peristaphilins. Il en est un de chaque côté, dont la fonction est de la relever plus sensiblement.

Ils s'attachent d'une part à l'os occipital & aux trompes d'Eustache, d'où ils viennent passer dans cette petite sinuosité qui est à l'extrémité de l'apophise pterigoïde du sphenoïde : ils y sont maintenus par un ligament qui forme une espéce d'anneau, dans lequel ces muscles glissent comme dans une poulie ; de-là ils vont se perdre & se terminer de chaque côté dans la cloison du palais.

D. L'extrémité des trompes d'Eustache ne présente-t'elle pas dans le Cheval une espéce de pavillon blanchâtre & membraneux, assez large & susceptible de dilatation & de resserrement ?

R. Cette espéce de pavillon blanchâtre, assez large & membraneux, est sus-

ceptible de dilatation & de constriction. J'y découvre prémièrement un
muscle qui lui est particulier; & d'ailleurs les trompes participent du mouvement du peristaphilin qui y est adhérent, & qui peut resserrer cette partie.

D. Quel est le muscle qui lui est particulier ?

R. Je l'appellerai pharingo - salpingoï-
dien, parce qu'il vient du bord supérieur du pharinx où aboutit le bord
du pavillon de la trompe, & qu'il
se termine à la partie osseuse de cette
même trompe; d'où vous devez conclure, qu'en se contractant, il tire le
bord du pharinx & le bord de ce pavillon, & le rend conséquemment plus
large, puisqu'il le dilate.

Des mus-
cles de la
cloison
du palais.

ARTICLE SECOND.

DES MUSCLES DE L'ENCOLURE.

D. LE col peut se fléchir, s'étendre,
& être porté de côté & d'autre:
or combien est-il de muscles préposés à l'exécution de ces divers mouvemens ?

P iij

R. Il en eſt dix, cinq de chaque côté, ſçavoir, deux fléchiſſeurs & trois extenſeurs.

D. Comment nommez-vous les fléchiſſeurs ?

R. Les fléchiſſeurs ſont le ſcalene & le fléchiſſeur propre de l'encolure.

D. Qu'eſt-ce que c'eſt que le ſcalene ?

R. Le ſcalene eſt ſitué à la partie antérieure & inférieure de l'encolure : inférieurement il s'attache à la face externe de la prémière côte par une portion aſſez large ; de-là il ſe porte en diminuant de volume juſques à la quatrième vertébre cervicale, & s'attache par autant de principes tendineux aux parties latérales antérieures du corps de la ſeptième, ſixième, cinquième & quatrième vertébre cervicale.

Ce muſcle, outre l'uſage que nous lui aſſignons de fléchir l'encolure, peut encore ſervir à la reſpiration en élevant la prémière côte ; & dès-lors ce ſont les vertébres cervicales qui font ſon attache fixe.

Le ſecond muſcle qui retient particulièrement le nom de muſcle fléchiſſeur de l'encolure, eſt compoſé

de plusieurs plans de fibres semblables à autant de petits muscles réünis, & qui néanmoins n'en forment
qu'un seul.

Son étenduë est depuis la quatrième vertébre dorsale jusques à la seconde vertébre cervicale. Dans la
moitié de ce trajet il se joint supérieurement avec celui du côté opposé : il s'attache fixément au corps &
aux apophises latérales de toutes les
vertébres qu'il recouvre, par des principes tendineux qui se portent obliquement de dehors en dedans, & il
est terminé supérieurement par un
tendon fort & commun aux deux
muscles, qui s'attache à cette éminence moïenne qui est à la partie
antérieure de la seconde vertébre du
col.

D. Quels sont les trois muscles extenseurs de l'encolure ?

R. Ces trois muscles sont le long transversal, le court transversal & l'é-
pineux.

D. A quoi distinguerai-je le long transversal ?

R. Le long transversal est ainsi nommé
parce qu'il s'attache aux apophises

tranſverſes de toutes les vertébres cervicales: il ſe termine par un fort tendon qui s'attache particulièrement à
l'éminence tranſverſale de la prémière
vertébre. Ce muſcle par cette ſituation peut auſſi contribuer aux mouvemens de la tête, attendu la liberté de l'action de la prémière vertébre
ſur la ſeconde, & ces mouvemens
auxquels il peut contribuer ſeront des
mouvemens latéraux.

D. Le court tranſverſal a ſans doute
la même étymologie que le précédent ?

R. Ouï, & il n'en différe que par ſon
moins de volume. Il s'attache inférieurement aux apophiſes tranſverſes
des cinq vertébres antérieures du dos
par autant de petits tendons qui ſe
portent obliquement de devant en arrière, & ſe termine aux apophiſes
tranſverſes des trois dernières vertébres cervicales par des tendons pareils, mais qui vont à contre-ſens,
puiſqu'ils ſe portent de derrière en
devant, de manière que c'eſt le milieu du muſcle qui en eſt la partie la
plus large.

D. Ne m'avez-vous pas dit que le troifième muscle extenseur étoit le muscle épineux ?

R. Sa situation lui a mérité ce nom. Il s'attache en effet aux apophises épineuses des cinq vertébres inférieures de l'encolure, & se termine par un tendon assez fort à celle de la seconde, qui est principalement son point de résistance.

Je dois vous observer que ces muscles dans leur action tirent non-seulement & font mouvoir la vertébre où ils se terminent, mais qu'ils mettent en mouvement toutes celles auxquelles ils s'attachent.

Il en est aussi des muscles de l'encolure comme de ceux de la tête : outre la faculté particulière que nous leur reconnoissons de fléchir & d'étendre, ils peuvent donner lieu à des mouvemens latéraux, lorsque tous les muscles d'un seul côté agissent ensemble.

D. Mais n'est-il point dans l'encolure du Cheval des muscles précisément destinés à opérer ces mouvemens latéraux ?

R. Il en est quantité de petits placés dans l'intervalle de toutes les apo-

phifes tranfverfes, excepté dans celui
de la prémière vertébre & de la feconde, parce que le mouvement de
celle-ci eft trop libre : ces petits mufcles fe nomment mufcles intertranf-
verfaires.

Enfin il eft encore un mufcle commun à l'encolure & à la tête.

D. Quel eft donc ce mufcle ?

R. C'eft un mufcle dont les attaches font
fi irrégulières, qu'on ne peut lui affi-
gner qu'un ufage commun à toutes
les parties avec lefquelles il a des
connexions ; auffi l'appellerai-je mufcle commun.

D. Faites-moi la grace de me le décrire ?

R. Il eft placé directement au deffous
de la peau, & il recouvre une grande étenduë des parties antérieures &
latérales de l'encolure. Inférieurement
c'eft un fimple corps charnu qui s'attache à la partie inférieure de l'os
du bras, & qui fe confond par une
légère aponevrofe avec les autres mufcles de cette partie : il monte par devant celle que l'on a appellée jufques
à préfent la pointe de l'épaule, & fe
divife en deux branches.

La plus extérieure & la plus confidérable s'attache aux apophifes tranfverfes de la troifième, quatrième &
cinquième vertébre cervicale, & au-
deffous de cette attache s'y joint encore une autre portion charnuë, qui
eft un mufcle du larynx, que nous
avons appellé le mufcle hyoïdien.

La feconde portion de ce mufcle
commun s'étend jufques à la prémière vertébre cervicale, où elle s'unit
par une aponevrofe aux mufcles extenfeurs de l'encolure & de la tête,
& s'attache à cette vertébre; de plus,
elle fe prolonge de nouveau par un
corps charnu mince & large, qui eft
joint avec celui du côté oppofé depuis la partie moïenne de l'encolure
jufques à l'inférieure, de manière
que ces deux corps recouvrent la trachée artère, les carotides & les jugulaires. Remarquez auffi que celles-
ci font toûjours plus à découvert dans
leur partie fupérieure que dans l'inférieure, attendu que ce mufcle, que
l'on peut comparer au mufcle peaucier
que l'on trouve dans l'homme, nous
les dérobe inférieurement.

D. Vous avez parlé plufieurs fois d'un

ligament que vous avez appellé le ligament cervical : pourriez-vous me faire
part de sa structure & de ses usages ?
R. Quoique la tête & l'encolure soient
l'une & l'autre très - affermies dans
leurs articulations au moïen des ligamens particuliers & de ce nombre de
muscles dont je vous ai fait l'exposition, il est néanmoins encore un
ligament dont l'usage est de soûtenir
l'encolure & la tête , indépendamment même de tous ces muscles, sur
tout lorsque cette dernière partie est
basse, & que conséquemment il faut
une plus grande force pour la retenir.

Ce ligament, que j'ai nommé le ligament cervical, est très-fort lui - même : il est double dans son principe &
simple dans le reste de son étenduë.
Il commence aux prémières vertébres
du dos, c'est-à-dire que son attache
la plus solide est aux apophises épineuses des six prémières vertébres
dorsales, après quoi il se partage en
deux lames plus larges, qui remplis-
sent cet intervalle triangulaire qui résulte de la situation élevée de l'encolure & du garot.

Ces deux lames se réünissent &

s'attachent aux apophiſes épineuſes
de la quatrième, troiſième & ſeconde vertébre cervicale : le ligament ſe
prolonge encore par deſſus la prémière vertébre, ſans y contracter de connexion véritable, & ſe termine enfin
par une attache extrêmement forte à
la partie poſtérieure de l'occipital.

Jugez au ſurplus, par la poſition
de ce ligament, ſi les muſcles extenſeurs de l'encolure & de la tête ne
doivent pas lui être adhérens & s'y
attacher en partie.

DES MUS-
CLES DE
L'ENCOLU-
RE.

ARTICLE TROISIE'ME.

DES MUSCLES DE L'EXTRÉMITÉ ANTÉRIEURE.

DES MUSCLES DE L'OMOPLATE OU DE L'E'PAULE.

SECTION PRÉMIÉRE.

D. Quels ſont les muſcles au moïen
deſquels ſe meut l'omoplate ?

R. L'omoplate forme l'épaule ; l'épaule
eſt portée en avant, en arrière, en

haut, & elle eſt rapprochée des côtes : ces mouvemens s'opérent par
l'action de cinq muſcles, qui ſont le
trapeſe, le rhomboïde, le releveur
propre, le petit pectoral & le grand
dentelé.

D. Ne commencez-vous pas par l'expoſition du trapeſe ?

R. Le trapeſe tire ſa dénomination de
ſa forme : ſa figure eſt en effet tra-
peſoïde. Sa partie la plus large eſt
tournée du côté de l'épine, & il
s'attache par elle aux apophiſes épineuſes des ſix prémières vertébres du
dos, d'où ſes fibres ſe réüniſſent en
une pointe qui ſe termine à la partie
moïenne de l'épine de l'omoplate.

L'uſage de ce muſcle eſt de tirer
l'omoplate en haut du côté de l'épine.

D. Le rhomboïde ne tire-t'il pas auſſi
ſon nom de ſa figure ?

R. Oui, il a la forme d'une loſange.
Ses attaches ſont aux apophiſes épineuſes qui forment le garot, & il ſe
termine au cartilage de l'omoplate.
Sa direction eſt la même que celle
du précédent, & il doit avoir la mé-
me fonction.

Le troiſième muſcle, qui eſt le

releveur propre de l'épaule, s'attache supérieurement aux apophises transverses des quatre dernières vertébres cervicales, & se termine inférieurement à la partie supérieure antérieure du cartilage de l'omoplate, qu'il tire en haut & en devant.

Le quatrième, que j'ai appellé le petit pectoral, attendu sa position sur le poitrail de l'Animal, a son attache fixe aux parties latérales du sternum & aux cartilages des deux prémières vraies côtes. Il vient tout le long du bord antérieur de l'omoplate jusques à la partie supérieure, où il se termine. Il tire l'épaule en bas & du côté du poitrail.

D. Vous avez encore à m'entretenir du grand dentelé ?

R. Le grand dentelé est un muscle plus considérable que tous ceux dont je viens de parler. On le nomme ainsi par rapport à ses attaches, qui se font par des digitations ou des dentelures : ces digitations sont au nombre de neuf, & adhérentes à l'extrémité inférieure des neuf prémières côtes ; & ce n'est que parce que ce muscle ne s'attache pas aux intercostaux, que nous appercevons des intervalles qui forment ces dentelures.

Les digitations les plus baſſes ſe joignent avec celles du grand obli-que, muſcle de l'abdomen dont nous vous entretiendrons en parlant des muſcles du corps. De toutes ces atta-ches ſes fibres partent en raïon pour ne former qu'un corps beaucoup plus étroit, mais plus épais, qui ſe ter-mine ſupérieurement à la face inter-ne de l'omoplate.

L'uſage de ce muſcle eſt d'appro-cher l'épaule des côtes : mais quoique chacun de ceux que je viens de dé-crire paroiſſe avoir une fonction par-ticulière, ils en ont cependant auſſi de communes & de ſi variées, qu'il eſt moralement impoſſible de les tou-tes expliquer avec préciſion ; car par exemple, le trapeſe, par l'étenduë de ſes attaches fixes, peut mouvoir l'épaule en devant, en haut & en arrière, comme le grand dentelé peut la tirer en devant, en bas & en arrière, & ainſi des autres.

DES

DES MUSCLES DU BRAS.

SECTION SECONDE.

D. LE bras étant joint avec l'omoplate par une articulation très-
libre, c'est-à-dire, par genou, il peut
fans doute se mouvoir en tout sens ?
R. Le bras se meut en avant, en arrière,
en dedans, en dehors, & en rond,
en manière de pivot & en manière
de fronde : toutes ces diverses actions
s'exécutent au moïen de neuf muscles.
D. Quels sont ces neuf muscles ?
R. Ces neuf muscles sont le muscle
commun, le grand pectoral, l'omobrachial, l'antépineux, le postépineux,
le grand dorsal, le sous-scapulaire,
l'adducteur & l'abducteur.
D. Qu'est-ce que le muscle commun ?
R. J'appelle le prémier muscle, muscle
commun, parce qu'il meut ce que
l'on dit communément être la pointe
de l'épaule, & conséquemment l'os
du bras & l'omoplate, qu'il tire en
avant & en dedans. On peut le comparer, par son usage & par sa structure, au muscle deltoïde de l'homme.

Tome II. Part. I.   Q

Il s'attache à tout le bord tranchant du sternum, & vient recouvrir toute cette pointe qu'il meut. Il y finit en s'épanouissant en une aponevrose qui se perd & se confond avec tous les muscles de l'épaule , sans avoir d'attache particulière à aucun os.

D. Qu'est-ce que le grand pectoral?

R. Le grand pectoral s'attache au dessous du précédent , aux parties latérales du sternum & aux cartilages des vraies côtes. Il vient se terminer par un tendon très-fort à la partie latérale interne de l'humerus ; ainsi il doit porter le bras en dedans , & le muscle commun concourt à cet effet avec lui.

Le muscle antépineux remplit la fosse antépineuse de l'omoplate qui lui sert d'attache, & se termine à la partie supérieure de l'humerus.

L'omobrachial s'attache d'une part au bord interne de la cavité glenoïde , directement à cette éminence qui tient lieu de l'apophise coracoïde dans l'homme, & se termine à la partie moïenne antérieure de l'humerus. La fonction de ces deux muscles est de porter le bras en avant.

Le postépineux occupe la fosse postépineuse de l'omoplate, & se termine à la partie externe & supérieure de l'humerus.

A l'égard du grand dorsal, c'est un muscle extrêmement large qui recouvre presque toutes les côtes. Il s'attache par une aponevrose aux apophises épineuses des prémières vertébres des lombes & des dernières vertébres dorsales. Il devient charnu, & s'épanouit sur les côtes jusques au dessous de l'omoplate, où il forme une seconde aponevrose qui communique avec quelques muscles de cette partie, & se prolonge pour se terminer à la portion interne de l'humerus. Ces deux muscles portent le bras en arrière.

D. Quelle est la situation & quelles sont les attaches du muscle sous-scapulaire ?

R. Le sous-scapulaire remplit toute la fosse de la face interne de l'omoplate, & se termine à la partie interne de la tête de l'humerus. J'observerai que ces trois muscles, c'est-à-dire, l'antépineux, le postépineux & le

sous-scapulaire, s'attachent à la tête
de cet os en formant une aponevrose
commune qui se confond avec le ligament capsulaire de cette articulation ; & au moïen de ce méchanisme,
le ligament est élevé dans l'action de
ces muscles, & ne sçauroit être pincé
entre l'humerus & l'omoplate.

D. Qu'entendez-vous par le muscle adducteur ?

R. Le muscle adducteur est celui qui
est collé le long du bord postérieur
de l'omoplate & du côté interne. Son
attache la plus fixe est à l'extrémité
de ce bord, & son attache mobile
est avec celle du grand dorsal à cette
tuberosité qui est à la partie interne
de l'humerus ; ainsi le sous-scapulaire & l'adducteur portent & serrent
le bras contre la poitrine.

D. Vous appellez le dernier des neuf
muscles moteurs du bras, le muscle
abducteur ?

R. Je le nomme ainsi , eu égard à sa
fonction , & je le regarde comme
l'antagoniste des deux précédens. Il
est aussi situé le long du bord postérieur de l'omoplate , mais en dehors
& directement au dessous du posté-

pineux. Après s'être attaché à l'extrémité de ce bord, il vient se terminer à la tuberofité qui eft à la partie
latérale externe de l'humerus ; d'où
vous devez conclure qu'il fert à écarter le bras, & à le porter en dehors.

Remarquez encore que lorfque tous
ces mufcles agiffent enfemble, ils
tiennent le bras roide & dans une
même fituation : que s'ils agiffent
tous, mais fucceffivement les uns après
les autres, ils font mouvoir le bras
en rond, en décrivant un cercle au
tour de fon axe, c'eft-à-dire, en manière de fronde : & s'il n'eft que l'antépineux, le poftépineux & le fous-
fcapulaire, qui entrent en action fucceffivement, ils feront feulement tourner cet os fur fon axe en manière de
pivot, parce que ces mufcles s'attachent à cette portion que nous avons
appellée fa tête.

DES MUSCLES DE L'AVANT-BRAS.

SECTION TROISIÉME.

D. JE ne crois pas que l'avant-bras ait
autant de mouvemens que le bras;
car le cubitus eft joint avec l'hume-

rus par charnière, & les mouvemens que permettent ces articulations se bornent à la flexion & à l'extension ?

R. L'avant-bras pour l'exécution de ces deux mouvemens est pourvu de six muscles : il en est deux fléchisseurs & quatre extenseurs. Ils gardent & tiennent tous leurs noms de leurs usages. Nous les distinguons seulement, eu égard à leur volume, en long, en court, en gros, en petit.

Les deux fléchisseurs sont le long & le court fléchisseur.

Le long fléchisseur répond à celui que nous appellons, dans l'homme, le muscle biceps. Il n'a pas deux tendons supérieurement, mais il en a un extrêmement fort & très-gros, qui s'attache à la tuberosité de l'omoplate, je veux dire, au bord antérieur de la cavité glenoïde: peu après cette attache, il augmente en grosseur & devient comme un corps épais & cartilagineux fait en forme de poulie, qui dans les mouvemens de contraction de ce muscle, glisse sur les éminences qui sont à la tête de l'humerus. Ce tendon fait donc à l'épaule ce que la rotule fait au grasset, car il roule & gliſſe immédiatement ſur l'os au moïen de l'humeur ſynoviale de l'articulation ; & le ligament capſulaire n'eſt point au deſſous , mais il s'attache extérieurement aux environs & au bas de cette articulation. La partie charnuë ſuccéde au tendon juſques à la portion inférieure du bras, où ce muſcle change de nouveau & forme un tendon moins fort que le précédent qui s'attache à la partie antérieure ſupérieure du cubitus : de ce tendon ſe détache extérieurement une aponevroſe qui s'épanouit ſur les autres muſcles de l'avantbras, où elle ſe perd inſenſiblement.

D. Quelles ſont les attaches du court fléchiſſeur ?

R. Le court fléchiſſeur a ſon attache ſupérieure au bord poſtérieur de la cavité glenoïde de l'omoplate & à la partie ſupérieure & poſtérieure de l'humerus, d'où il fait un contour pour venir au devant du bras s'attacher à l'os du cubitus à côté du précédent : & voilà quels ſont les muſcles qui ſervent à la flexion de l'avantbras.

Les quatre extenſeurs ſont le long,

le gros , le court & le petit extenfeurs de l'avant-bras.

Le prémier, ou le long extenfeur,
s'attache fixément à la partie poſtérieure de l'omoplate : il deſcend le
long du bras , & ſe termine au deſſus du coude.

Le gros extenfeur eſt au deſſous
de celui-ci : il s'attache auſſi à la partie poſtérieure de l'omoplate , il ſuit
le précédent , & ſe termine de même
au deſſous du coude.

Le court extenfeur eſt à la partie
latérale externe du bras : ſon attache
fixe eſt au bord de la cavité glenoïde de l'omoplate. Il ſe joint au gros
extenfeur , pour ſe terminer à toute
la partie latérale externe de l'olecrâne , c'eſt-à-dire , de la pointe du coude ; enforte que ces trois muſcles forment par leur extrémité une aponevroſe commune qui embraſſe & s'attache à l'olecrâne.

Enfin le dernier , ou le petit extenfeur , s'attache à la partie poſtérieure
& inférieure de l'humerus. Il ne fait
pas un grand trajet , puiſqu'il va ſe
terminer par un tendon à la partie
latérale interne de l'olecrâne , à la

différence des prémiers, qui ont une aponevrofe commune.

La fonction de ces quatre mufcles est d'étendre en arrière l'avant-bras lorfqu'il a été fléchi en devant.

DES MUS-
CLES DE
L'AVANT-
BRAS.

DES MUSCLES DU CANON.

SECTION QUATRIÉME.

D. L E canon, cette quatrième partie de l'extrémité antérieure, n'est-il pas auffi articulé par charnière avec l'avant-bras ?

R. Quoique ce foit au lieu de cette articulation que, dans la dénomination des parties extérieures de l'Animal, nous placions le genou, cette articulation néanmoins fe fait par charnière, de manière que le canon n'eft fufceptible que des mouvemens de flexion & d'extenfion.

Ces mouvemens, qui fe font à contre-fens de ceux de l'avant-bras, puifque le canon fe fléchit en arrière & qu'il s'étend en avant ; ces mouvemens, dis-je, font exécutés en conféquence de fix mufcles, fçavoir, de trois fléchiffeurs & de trois extenfeurs,

qui tirent tous leur nom de leur situation ou de leur direction.

D. Quels sont les trois muscles fléchisseurs ?

R. Les trois muscles fléchisseurs se dis-
tinguent en interne, en externe &
en oblique.

Le muscle fléchisseur interne est attaché supérieurement à la partie inférieure du condile interne de l'humerus, d'où il vient se terminer à cet
osselet du genou qui est hors de rang,
& que nous avons appellé l'os crochu.

Le fléchisseur externe s'attache à la
partie postérieure du condile externe
de l'humerus, & vient pareillement
s'attacher à ce même osselet : mais les
tendons de ces deux muscles, après
s'être attachés à ce petit os, se prolongent à la partie latérale externe
de l'os du canon.

Le fléchisseur oblique est attaché
supérieurement au condile externe de
l'humerus : il descend jusqu'au genou,
où il entre dans un ligament annulaire particulier, pour s'attacher à la
portion latérale interne & supérieure
de l'os du canon. Vous comprenez
donc que ces trois muscles opèrent la
flexion de cette partie.

D. Quels sont ceux qui en opérent l'extension ?

R. Les trois extenseurs du canon sont
le droit antérieur, le droit latéral &
l'oblique.

Le prémier est placé à la partie
antérieure de l'avant-bras : il est supérieurement attaché au condile interne de l'humerus ; de-là il descend
& passe sous le tendon de l'extenseur
oblique dans une sinuosité de la partie inférieure du cubitus, & est recouvert d'un ligament annulaire particulier. Sans sortir de ce ligament,
il se termine à la tuberosité qui est
antérieurement à la partie supérieure
du canon.

Le droit latéral est à la partie externe de l'avant-bras : il s'attache à
la portion inférieure du condile externe de l'humerus, descend le long
de la partie latérale du cubitus, passe
obliquement sous un ligament de
l'articulation du genou, & s'attache
à la partie latérale externe de la tête
de l'os du canon.

Le dernier, qui est l'oblique extenseur, a son attache supérieure à
la portion latérale externe du cubi-

tus, depuis la partie moïenne jufques à l'inférieure ; de-là il fe porte obliquement de dehors en dedans par deffus le tendon du droit antérieur, il traverfe obliquement l'articulation du genou par un ligament annulaire particulier, & s'attache à la partie latérale interne de la tête du canon. Ce mufcle peut non-feulement procurer l'extenfion du canon, mais fervir encore à le porter latéralement en dedans.

DES MUSCLES DU PIED.

SECTION CINQUIÉME.

D. IL me femble que par rapport à la Myologie vous devez comprendre dans le pied tout ce qui eft en deffous du canon, je veux dire, le boulet, le paturon, la couronne, & le pied proprement dit, parce que ces parties font leurs mouvemens enfemble & que les mufcles leur font communs ?

R. Il eft à cette partie trois articulations, fçavoir, celle du boulet, celle du paturon & celle du petit pied.

Les unes & les autres font des articulations par charnière, & par conféquent feulement capables de flexion
& d'extenfion.

Il eft deux mufcles fléchiffeurs &
un mufcle extenfeur.

Les fléchiffeurs fe diftinguent, eu
égard à leur fituation, par la dénomination de mufcle fublime & de
mufcle profond, & eu égard à leur
ftructure, par celle de mufcle perforé
& de mufcle perforant. Tous deux
occupent la partie poftérieure de la
jambe depuis le bras jufques au pied.

Le mufcle fublime fe préfente le
prémier.

Il eft attaché fupérieurement à la
partie poftérieure du condile externe
de l'humerus: il defcend le long du
mufcle profond, paffe dans l'arcade
ligamenteufe qui eft derrière le genou, & fe porte jufques à l'extrémité inférieure du canon, où il s'élargit & s'attache par le moïen d'une
expanfion ligamenteufe aux deux os
triangulaires qui font à l'articulation
du canon avec le boulet ; de-là il fe
prolonge le long du paturon, à l'extrémité duquel il s'attache par deux

branches qui laiſſent entr'elles une ouverture qui a fait donner à ce muſcle le nom de perforé, ſur tout dans l'homme, où ce tendon a réellement un trou, au lieu qu'ici ce n'eſt qu'une ſéparation de ce tendon en deux branches.

D. Où eſt ſitué le muſcle profond?

R. Le muſcle profond eſt au deſſous du précédent : il part du même endroit & de la même attache ; car ces deux muſcles ſont unis à leur partie ſupérieure. Celui dont il s'agit eſt néanmoins plus conſidérable, & paroît compoſé de quatre ou cinq petits muſcles, qui ſe réüniſſent cependant en un ſeul & gros tendon. Il eſt deux de ces petits muſcles que l'on diſtingue & que l'on ſépare plus aiſément.

Le prémier a une attache ſéparée qui eſt à la partie poſtérieure & inférieure de l'olecrâne ; de-là ſon tendon, qui eſt extrêmement mince & long, vient s'unir vers le genou au tendon commun.

La ſeconde portion diſtinguée s'attache à la partie poſtérieure & moïenne du cubitus, & contracte de même une union avec le tendon commun.

Enfin ce tendon confidérable & unique paſſe dans l'arcade ligamenteuſe du genou, au deſſous ou au devant du ſublime, ce qui l'a fait appeller le profond : il deſcend juſques au bas du paturon, où il traverſe la fente formée par les branches tendineuſes du perforé, & devient alors perforant ; enſuite il va s'épanouir & s'attacher à la partie inférieure de l'os du petit pied. C'eſt cette expanſion en manière d'aponevroſe, qui dans les enclouüres, dans les cas des chicots & des cloux de ruë, cauſe de ſi grands ravages lorſqu'elle a été piquée & affectée.

D. Le muſcle qui ſert à l'extenſion du pied n'a ſans doute, puiſqu'il eſt ſeul, d'autre nom que celui d'extenſeur du pied ?

R. Cela eſt vrai. Son attache ſupérieure eſt antérieurement au condile externe de l'humerus. Il deſcend le long de la partie externe du cubitus juſques au genou, où il paſſe dans un ligament annulaire particulier. Il ſe porte obliquement ſur la partie

DES MUS-
CLES DU
PIED.

antérieure du canon jusques sur se boulet, où il se rend adhérent au ligament de cette articulation. Il descend encore & s'attache à la portion inférieure de l'os du paturon : là il se confond avec deux ligamens obliques qui viennent de la partie postérieure du canon ; & ces trois corps réünis forment une forte expansion qui passe sur l'os de la couronne , & s'attachent par une autre forte expansion aponevrotique à tout le bord supérieur de l'os du petit pied.

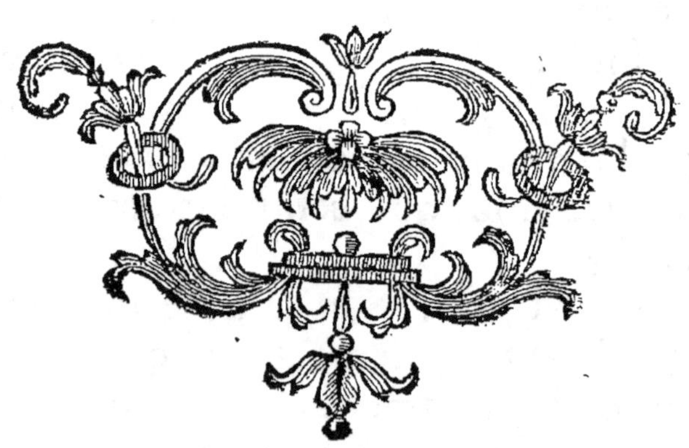

CHAPITRE

CHAPITRE TROISIE'ME.

Des muscles du corps proprement dit.

ARTICLE PRE'MIER.

DES MUSCLES DU DOS.

D. Uels sont les muscles que vous comprenez dans la description de ceux du dos?

R. Je me propose de comprendre, en parlant de ces muscles, le dos, les lombes ou les reins, c'est-à-dire, toute l'épine depuis le commencement du garot jusques à l'os sacrum.

D. Combien le dos a-t'il de muscles?

R. Le dos n'a qu'un muscle particulier, que l'on nomme le long dorsal, & plusieurs autres muscles appellés épineux transversaires.

D. Qu'est-ce que le long dorsal?

R. C'est un muscle considérable & fort composé. Il naît postérieurement du bord supérieur & antérieur de l'os iléon. Il s'avance en s'attachant à toutes les apophifes épineufes des vertébres des lombes & du dos d'une part, & de l'autre à l'extrémité fupérieure de toutes les côtes, de façon qu'il remplit tout ce vuide qui eft entre ces apophifes & les côtes. Il fe termine enfin tout le long de la prémière apophife épineufe qui forme le garot, & aux deux dernières vertébres cervicales.

Les mouvemens qu'opére ce mufcle doivent être forts: il eft en effet compofé de beaucoup de plans de fibres, dont chacun a des attaches particulières. C'eft auffi celui qui fert à mouvoir tout le tronc de l'Animal, foit qu'il faffe une pefade, une courbette, une pointe, ou qu'il éleve le devant de manière ou d'autre ; foit auffi que par une action contraire, il ruë, il épare ou leve le derrière.

Les petits mufcles épineux tranfverfaires tirent leur nom de leurs attaches. Ils font en grand nombre, car il y en a autant que de vertébres lombaires & dorfales. Ils font pofés obliquement, tant fur les unes que fur les autres, de derrière en devant,

mais de manière qu'ils s'attachent
toûjours à deux d'entr'elles : par exemple, ils s'attachent d'une part aux
apophises tranſverſes d'une vertébre ,
& ſe terminent aux apophises épineuſes de l'autre, & ainſi ſucceſſivement depuis l'os ſacrum juſqu'à la
prémière vertébre du dos. J'ajoûterai que tous ces petits muſcles s'attei-
gnent & ſe joignent de manière qu'ils
paroiſſent n'en compoſer qu'un ſeul,
qui a les mêmes fonctions que le
précédent. Obſervez auſſi que lorſque je dis que ces muſcles dans leur
action peuvent enlever le corps de
l'Animal, ce ne ſera qu'autant qu'elle ſera aidée par la percuſſion des
pieds contre la terre , c'eſt-à-dire ,
qu'autant que l'Animal s'élancera ;
ſans quoi, leur contraction ſeule ne
pourroit pas produire ce mouvement.

DES MUS-
CLES DU
DOS.

ARTICLE SECOND.

DES MUSCLES DE LA RESPIRATION.

D. L A reſpiration ſuppoſe néceſſairement deux mouvemens, c'eſt-à-
dire, l'inſpiration opérée par l'éleva-

tion des côtes, & l'expiration opérée par leur abbaissement.

L'un & l'autre de ces mouvemens doit être exécuté au moïen de certains muscles, indépendamment de l'action de l'air & de la structure des côtes qui y contribuënt principalement : or dites moi quels sont ces muscles ?

R. La distinction que vous avez faite des mouvemens des côtes lors de l'inspiration & de l'expiration me conduit à la division des muscles de la respiration en muscles qui servent au prémier mouvement, & en muscles par lesquels le second s'exécute.

Les muscles qui facilitent l'inspiration sont en plus grand nombre que ceux qui sont utiles à l'expiration, parce que lorsque l'Animal inspire, les côtes sont élevées contre leur situation & contre leur propre poids, & que lorsqu'il expire, elles ne font que revenir dans leur position naturelle dès la cessation de la cause qui avoit occasionné leur élevation.

D. Quels sont donc les muscles au moïen desquels l'inspiration a lieu ?

R. L'inspiration a lieu au moïen de

deux muscles particuliers appellés le long dentelé & l'intercoftal commun, au moïen du muscle du fternum & au moïen des muscles intercoftaux. Elle eft, outre cela, aidée par les mufcles fcalene que j'ai placés au rang des muscles du col, & qui peuvent, ainfi que je l'ai dit, fervir à l'infpiration en élevant la prémière côte, qui quoique non fufceptible de beaucoup de mouvement, eft néanmoins capable d'une légère mobilité.

Quant à l'expiration, elle fe fait par le fecours des muscles de l'abdomen.

D. Qu'eft-ce que le long dentelé?

R. Le long dentelé eft un muscle très-mince placé le long du dos, au deffous du grand dorfal. Ce muscle naît par une aponevrofe très-forte des apophifes épineufes des vertébres du dos, aponevrofe qui fe confond avec celle du grand dorfal. Il couvre les autres muscles dorfaux, & s'attache au deffous d'eux à toutes les côtes par autant d'appendices légèrement tendineufes : ces attaches laiffent entre les efpaces des côtes des intervalles qui les font reffembler à des digita-

R iij

tions ; & de-là son nom de long dentelé.

La fonction de ce muscle est , comme je vous en ai prévenu , d'élever chaque côte dans l'inspiration , parce que sa contraction se fait obliquement de devant en arrière.

Le second muscle particulier à l'inspiration est l'intercostal commun, ainsi nommé parce qu'il s'attache à toutes les côtes. Il est couché le long de leur partie supérieure, au dessous du long dentelé. Il paroît composé d'autant de petits muscles particuliers , mais qui réünis n'en forment qu'un seul , qui a ses attaches fixes par des tendons aux apophises transverses des deux dernières vertébres cervicales & des deux prémières vertébres du dos. Ces tendons réünis forment un corps de muscles qui se subdivisent en de petits tendons qui se terminent & s'attachent à la portion supérieure de toutes les côtes : en conséquence de sa direction de devant en arrière, il sert aussi à les élever & à les porter en avant.

D. Où est situé le muscle du sternum ?

R. Le muscle du sternum est placé à

la partie interne de cet os, d'où il envoïe des productions tendineuſes aux cartilages des vraies côtes : ces productions étant pareillement obliques de devant en arrière, peuvent aider ces côtes dans leur mouvement & les élever, quoique le ſternum lui-même ſoit mû dans l'inſpiration, attendu qu'il eſt comme la clef & le point d'union de toutes les côtes.

Des muſcles de la reſpiration.

D. Quels ſont les muſcles que vous nommez muſcles intercoſtaux ?

R. Ce ſont ceux qui rempliſſent les intervalles de toutes les côtes. Ils ſont au nombre de deux dans chaque eſpace, c'eſt-à-dire qu'il y a deux plans de fibres ſéparés & diſpoſés à contre-ſens, & qui forment deux muſcles différens, dont l'un eſt interne & l'autre externe. Il eſt dix-ſept intervalles entre les côtes ; il eſt donc trente-quatre de ces muſcles de chaque côté, ou ſoixante-huit en tout.

Le plan externe ſe porte de devant en arrière, & obliquement de bas en haut, tandis que les intercoſtaux internes ſe portent obliquement de haut en bas, de manière que les fibres de ces deux muſcles ſe croiſent

R iiij

à angles aigus, & ne font féparées
que par un tiſſu cellulaire très-léger.

Ces muſcles s'attachent de part &
d'autre au bord de toutes les côtes.
Il ſemble néanmoins que leur attache la plus fixe eſt à leur bord inférieur ou poſtérieur, & leur attache
mobile au bord antérieur, ſçavoir,
de la prémière à la ſeconde, de la
ſeconde à la troiſième, & ainſi ſucceſſivement. Cette diſpoſition déve-
loppe leurs uſages, qui ſont d'élever les côtes, parce que la prémière,
où commence le prémier point d'appui, n'eſt pas trop mobile, & convient conſéquemment très-bien pour
leur ſervir de point fixe. Je ne parle
ici que des muſcles qui ſont à l'extérieur, je décrirai le diaphragme dans
la Splanchnologie.

ARTICLE TROISIE'ME.

DES MUSCLES DE L'ABDOMEN.

D. **L**Es muſcles qui entourent & qui
forment la plus grande partie
des parois du ventre ou du coffre
de l'Animal ſont ſans doute ceux que
vous nommez les muſcles de l'abdomen ?

R. Oui, & la ſtructure, ainſi que les connexions de ces muſcles, nous offrent des particularités qui en rendent & l'examen & la deſcription très-difficiles.

D. Combien comptez-vous de ces muſcles ?

R. Huit, c'eſt-à-dire, quatre de chaque côté. La direction de leurs fibres détermine leur dénomination ; ainſi le prémier eſt appellé le grand oblique, le ſecond le petit oblique, le troiſième le muſcle tranſverſe, & le quatrième le muſcle droit.

D. Pour en faire une expoſition plus claire & plus nette, n'allez-vous pas, ainſi que vous l'avez fait juſques ici, commencer par ceux qui ſe préſentent les prémiers ?

R. C'eſt mon unique deſſein.

Le grand oblique eſt le muſcle le plus étendu & le plus conſidérable : on l'apperçoit dès qu'on a enlevé les tégumens. Ses attaches ſont antérieures & poſtérieures ; celles-ci lui ſervent ordinairement de point fixe, & ſont à toute la lévre externe de la crête de l'os des îles, c'eſt-à-dire, au long de l'angle antérieur & à l'os pubis.

Des mus-
cles de
l'abdo-
men.

Les antérieures sont extérieurement
à la partie inférieure des quinze dernières côtes , & s'y font par autant
d'appendices charnuës qui se terminent & finissent par un petit tendon.
Ces appendices forment des digitations ou dentelures , dont les sept à
huit prémières se rencontrent avec
celles du grand dentelé , qui appartient à l'omoplate ou à l'épaule ,
tandis que les postérieures aboutissent à celles du long dentelé , qui est
un muscle de la respiration , & sont
recouvertes par le grand dorsal , qui
est un muscle du bras.

Supérieurement ce muscle est légèrement aponevrotique : cette aponevrose n'a point d'attache fixe le long
de son bord , elle est seulement adhérente aux muscles qu'elle recouvre.
A sa partie inférieure & postérieure,
il est entièrement aponevrotique : cette aponevrose inférieurement se joint
à celle du muscle opposé , & contribuë par cette jonction à la formation de cette partie que l'on nomme
la ligne blanche ; elle contracte une
adhérence avec l'aponevrose du petit
oblique.

Dans cette partie aponevrotique
eſt dans le Cheval, comme dans l'hom
me, une ouverture ovale pour le paſſage des cordons des vaiſſeaux ſpermatiques, & que l'on nomme l'anneau de l'oblique externe : au ſurplus,
la direction des fibres de ce muſcle
eſt obliquement de derrière en devant
& de haut en bas.

Des mus-
cles de
l'abdo-
men.

D. Le petit oblique n'eſt ſans doute pas
auſſi étendu que le précédent?

R. Non, & il eſt immédiatement placé au deſſus. Ses attaches poſtérieures
ſont à tout l'angle antérieur de l'os
des îles & au pubis; de-là il ſe porte
à contre-ſens du grand oblique, c'eſt-
à-dire, obliquement de bas en haut.
A ſa partie antérieure il ſe termine
par pluſieurs tendons qui s'attachent
aux bords des cartilages des fauſſes
côtes : ainſi ce bord antérieur n'outre-
paſſe point & ne va pas même ſi loin
que le grand oblique. Le bord ſupérieur n'a, ainſi que celui du muſcle précédent, aucune attache fixe, &
le bord inférieur ſe termine par une
aponevroſe plus large dans le milieu
qu'à ſes extrémités, & qui finit à la
ligne blanche. Toute cette aponevroſe

est adhérente avec celle du grand oblique par sa face externe, tandis que par sa face interne elle est collée au muscle droit & très-adhérente à toutes ses intersections : ainsi cette aponevrose différe de celle de l'homme, en ce qu'elle ne se partage point en deux lames pour envelopper & former une gaîne au muscle droit ; elle ne fait ici que le recouvrir.

D. Je vois que ces deux muscles, c'est-à-dire, le grand & le petit oblique, ont leurs attaches antérieurement & postérieurement ; mais quelles sont celles du muscle transverse ?

R. Le muscle transverse est directement au dessous du petit oblique, & ses fibres se portent de haut en bas depuis les vertébres des lombes jusques à la ligne blanche. Ses attaches les plus fixes se font donc supérieurement par une aponevrose aux apophises transverses des cinq vertébres des lombes : bientôt après il devient charnu, & se prolonge ainsi jusques à quelque distance de la ligne dont je viens de parler ; là il reparoît une seconde fois sous une forme aponevrotique, pour se terminer à cette

même ligne. Le bord postérieur n'a
aucune connexion avec les os des
îles ; il en est même tellement séparé,
que lorsqu'on a enlevé les deux obliques, on apperçoit une grande étenduë du peritoine qui se trouve à découvert : & antérieurement ce muscle est attaché au bord interne du
cartilage de toutes les fausses côtes ,
& de quelques-unes des vraies , jusques au cartilage xiphoïde.

Il résulte de cette exposition que
la ligne blanche n'est autre chose que
la réünion des aponevroses de ces
trois paires de muscles ; de cette réünion naît un corps un peu plus épais,
& qui s'étend depuis le cartilage xiphoïde jusques au pubis : c'est dans
le milieu de cette ligne que se trouve l'anneau ombilical dans le fetus &
le nœud ombilical dans les Chevaux,
c'est-à-dire, la cicatrice des vaisseaux
ombilicaux que la Jument a coupés
avec les dents près de cette partie.

J'observerai de plus qu'il se porte
à ces muscles une quantité considérable de nerfs. Ces nerfs sont une
continuation des derniers intercostaux & des lombaires : ils sont gros

& très vifibles fur la face externe de chacun de ces mufcles, fpécialement fur les tranfverfes, d'où ils vont aboutir aux mufcles droits.

D. Ce font ceux-ci que vous m'avez dit former la quatrième paire des mufcles de l'abdomen ?

R. Oui, & ces mufcles font nommés mufcles droits, parce que leurs fibres font en ligne directe. Ils ne s'étendent point, ainfi que les autres, fur la plus grande partie de la circonférence du coffre; repréfentez-vous les fimplement comme deux bandes larges de cinq à fix travers de doigt, placées à la partie inférieure & à côté de la ligne blanche, une de chaque côté, depuis le pubis jufques au fternum.

C'eft à ce prémier os qu'eft leur attache la plus folide; de-là ils fe portent en avant entre l'aponevrofe du tranfverfe & celle du petit oblique jufques à la partie antérieure de l'abdomen : ils fe prolongent enfuite fur la poitrine & fe partagent en plufieurs appendices charnuës & aponevrotiques qui s'attachent au fternum, & aux cartilages de la qua-

trième, de la sixième, de la huitième & de la dixième des côtes. Ils
sont plus écartés l'un de l'autre à la
partie antérieure qu'à la postérieure,
où peu s'en faut qu'ils ne se joignent.

Comme ces muscles sont extrêmement longs, & qu'attendu leur longueur, la force de la contraction de
leurs fibres charnuës ne sçauroit être
aussi considérable, ils sont partagés
en plusieurs parties, c'est-à-dire que
la direction de leurs fibres est interrompuë par des lignes tendineuses
qui sont au nombre de neuf, & que
l'on nomme intersections ; elles paroissent beaucoup plus à la face externe qu'à l'interne, & l'aponevrose
de l'oblique interne y adhére fortement.

Ces intersections tiennent les fibres
charnuës plus réünies, elles empêchent
qu'elles ne se divisent & ne s'écartent
dans des gonflemens du ventre ; par
elles la contraction ne se fait pas dans
un seul point , mais elle est opérée
dans chacune de ces portions, ce qui
rend l'action de ces muscles moins
incommode & plus étenduë.

D. Tous les muscles de l'abdomen confiſtent donc dans les quatre paires dont vous venez de me faire la deſcription ?

R. Les huit muſcles dont je viens de vous entretenir ſe rencontrent conſtamment & toûjours. Il en eſt encore deux autres, mais qui exiſtent ſi rarement dans l'Animal, que je ne croïois pas devoir vous en parler : ces muſcles ſont les muſcles pyramidaux. Quelquefois il n'y en a qu'un, plus ſouvent il n'en eſt point.

On les nomme ainſi par rapport à leur forme pyramidale : ils ont environ quatre ou cinq pouces de longueur ſur deux de largeur à la baſe. Leur ſituation eſt à l'extrémité poſtérieure des muſcles droits : ils ſont collés à leur face externe & à côté de la ligne blanche, & par conſéquent au deſſus de l'aponevroſe du petit oblique.

Leur baſe, ou leur partie la plus large, eſt attachée au bord de l'os pubis par des fibres tendineuſes ; & leur extrémité antérieure, qui ſe termine en pointe, finit par un tendon qui s'attache à la même ligne blanche, tandis qu'ils s'y attachent encore le long de leur bord interne.

D. En

D. En me décrivant tous ces différens muscles , vous ne m'avez point désigné leurs usages?

R. Les usages de tous ces différens muscles peuvent être envisagés comme particuliers & comme communs. J'entens par usages communs, des fonctions dépendantes de tous les muscles à la fois, & par usages particuliers, des fonctions propres & particulières à chacun d'eux.

Les fonctions propres aux muscles droits sont, par exemple, de contribuer sensiblement à l'expiration en ramenant à eux les côtes & le sternum, & de porter par un sens contraire & en avant le derrière en tirant le bassin.

Les fonctions particulières aux obliques sont de faire faire au corps de l'Animal des mouvemens latéraux.

Celles du transverse , de servir comme de sangle pour soûtenir avec force tous les viscères du bas ventre.

A l'égard des pyramidaux , il me paroît que dès que leur absence fréquente ne donne lieu à aucun dérangement apparent, ils ne sont pas fort essentiels. J'observe néanmoins que

Tome II. Part. I. S

DES MUS-
CLES DE
L'ABDO-
MEN.

dans le cas du défaut de leur préfence, l'extrémité poftérieure des
mufcles droits eft beaucoup plus forte fans doute pour y fuppléer ; & il
me femble d'ailleurs, qu'à en juger
par la pofition de ces petits mufcles,
la partie fur laquelle doit s'exercer
leur action ne peut être que la veffie:
ainfi je croirois volontiers qu'ils contribuënt & qu'ils aident à l'expulfion
de l'urine.

A l'égard des ufages communs à
tous les mufcles de l'abdomen en général, ils peuvent fe déduire de leur
pofition, de leur ftructure, de leur
contraction ou de leur jeu.

Si j'en examine la forme & la fituation, je ne peux me déguifer que
leurs fonctions ne foient telles qu'ils
doivent maintenir, contenir & foûtenir tous les vifcères qui font dans
l'abdomen.

Si d'un autre côté j'en confidére
& l'action & le jeu, je verrai prémièrement qu'ils fervent néceffaire-
ment à la refpiration en abbaiffant &
en tirant les côtes. Ils diminuënt en
effet alors la capacité de la poitrine ;
cette capacité ne peut être diminuée

que l'air ne soit chassé au dehors, & l'expiration est accomplie. Mais, me direz-vous, si la poitrine diminuë de volume, celui du bas ventre augmentera sans doute ? Non, il diminuëra aussi, parce que la diminution du volume de la poitrine n'est occasionnée que par la contraction de ces muscles, & qu'ils ne peuvent se contracter sans presser tous les viscères du ventre, qui se logent dès-lors dans l'espace que leur offre & que leur fournit le relâchement du diaphragme, qui au moment de l'expiration peut se prêter & être poussé du côté de la poitrine.

C'est en second lieu en conséquence de cette compression alternative que ces mêmes muscles hâtent la digestion, la progression des alimens, 1°. de l'estomach dans les intestins grêles, 2°. de ceux-ci dans les gros intestins, & en procurent la déjection par l'anus, comme la sortie & l'écoulement de l'urine par l'urétre.

C'est enfin toûjours ensuite de cette même compression qu'ils facilitent l'intrusion du chile dans les vaisseaux lactées, dans le réservoir, & du réservoir dans le torrent de la circulation ; qu'ils concourent à la sécrétion des différentes liqueurs qui se séparent dans le foie, dans le pancreas, dans les reins, & dans tous les autres filtres, qui sont en très - grand nombre dans cette cavité ; qu'ils empêchent la stagnation du sang, qu'ils en accélérent la progression dans des parties lâches, dans des vaisseaux remplis de circonvolutions & extrêmement fins, & où conséquemment les liqueurs seroient plus disposées à s'arrêter ; ce qui n'arrive que trop fréquemment , pour peu que ces mouvemens soient rallentis par le défaut d'action de la part des solides, ou par le trop grand épaississement de ces mêmes liqueurs ; & ce qui donne lieu à presque toutes les maladies des viscères de l'abdomen, que nous pouvons par conséquent prévoir au moïen d'un exercice constant, continuel & réglé. Leur usage en un mot est très-marqué & trèsnécessaire dans l'expulsion du fetus.

CHAPITRE QUATRIE'ME.

Des muscles de l'arrière-main.

ARTICLE PRE'MIER.

DES MUSCLES DE LA CUISSE.

D. Quelle est la raison qui vous engage à passer sur le champ aux muscles de la cuisse? La croupe n'en auroit-elle point qui lui fût particulier?

R. Non, il n'en est point de particulier & de propre à la croupe, elle est formée par ceux de la cuisse ou du corps.

D. Quels doivent donc être les mouvemens de la cuisse?

R. Le femur, ainsi que je l'ai dit, s'articule par genou avec les os du bassin; ainsi son articulation est telle qu'il peut être fléchi, étendu, mû latéralement en dedans & en dehors, & même circulairement. Il est vrai

que ces derniers mouvemens ne s'e-
xécuteront pas avec autant de liberté
que dans l'articulation du bras avec
l'épaule, parce que la tête du femur,
reçuë dans la cavité cotiloïde, y est,
pour ainsi dire, comme emboëtée,
ce qui doit s'opposer à la facilité de
ces mouvemens circulaires & latéraux.

D. Combien y a-t'il de muscles destinés aux mouvemens de la cuisse ?

R. Il en est douze. Les prémiers, &
qui servent à l'extension de cette partie, sont le petit & le grand fessier.

Le petit fessier est le plus extérieur.
Il forme deux pointes à sa partie supérieure : la prémière, qui est antérieure, s'attache à la pointe de l'os
des îles : la seconde, qui est postérieure, s'attache à l'épine postérieure
de ce même os. Entre ces deux attaches est un intervalle demi-circulai-
re qui laisse voir le second fessier :
cet intervalle est recouvert par l'aponevrose du fascia lata. Ce muscle
s'attache inférieurement à la tuberosité du femur, que l'on peut comparer au petit trochanter.

Le grand fessier est au dessous du

précédent : c'est un muscle d'un volume considérable, puisqu'il remplit toute la face externe de l'os des îles & la partie supérieure des lombes. Il s'attache supérieurement aux apophises épineuses des quatre dernières vertébres lombaires, à tout le bord supérieur de l'os ileon, à toute la face externe de cet os, & il vient se terminer au grand trochanter & à la tuberosité du femur.

D. Quels sont les muscles abducteurs de la cuisse, ou qui la meuvent latéralement & en dehors ?

R. Ces muscles sont deux situés à la partie externe de la cuisse : non-seulement ils sont les abducteurs de cette partie, mais même de la jambe ; car ils sont communs à l'une & l'autre.

Le prémier est le fascia lata. Il est supérieurement placé à la portion latérale externe de la cuisse. Il s'attache fixément à l'épine antérieure de l'os des îles, où il recouvre le bord du muscle iliaque. Il descend ensuite jusques sur le grand trochanter, & finit à la partie moïenne antérieure de la cuisse ; mais de cette portion

charnuë part une aponevrose que l'on
nomme fascia lata par rapport à son
étenduë : cette aponevrose couvre en
arrière une partie des muscles fessiers,
& s'étend ensuite sur toute la partie
externe de la cuisse & de la jambe,
en s'attachant aux muscles qu'elle
cache ; de sorte que ce muscle peut,
comme je viens de vous l'observer,
mouvoir par le moïen de cette aponevrose & la cuisse & la jambe.

Le second muscle abducteur peut
être nommé le long vaste, parce qu'il
est le plus long & le plus considérable. Il s'étend de l'os sacrum à la
jambe ; il s'attache supérieurement
aux apophises épineuses de cet os &
à la tuberosité de l'ischion ; il occupe tout l'intervalle qui est entre ce
dernier os & le grand trochanter ;
il descend le long de la partie externe de la cuisse en se joignant au
biceps, & se termine enfin inférieurement par une aponevrose qui a son
attache à la rotule & qui se disperse
ensuite sur les prémiers muscles de
la jambe, toûjours dans la partie
latérale externe : or il ne sçauroit
mouvoir & porter la jambe en de-

hors , fans y porter auffi la cuiffe ;
c'eft auffi ce qui m'engage à regarder ce mufcle comme un abducteur
commun à l'une & à l'autre de ces
parties.

D. Les mufcles fléchiffeurs de la cuiffe
font-ils en grand nombre ?

R. Ils font au nombre de trois , &
connus fous les noms de pfoas , d'i-
liaque & de pectinœus.

Le pfoas eft contenu dans l'abdomen , quoiqu'il foit fitué hors du
peritoine. Il s'attache fupérieurement
aux apophifes tranfverfes & aux parties latérales du corps des vertébres
lombaires : il fe porte en arrière par
deffous ou par devant le mufcle iliaque : il fort de l'abdomen en paffant
fur le baffin, & s'attache à la partie
interne & fupérieure de l'os de la
cuiffe.

Le mufcle iliaque eft auffi dans
l'abdomen. Il remplit toute la face
interne de l'os ileon en s'attachant
à tout le bord interne de la circonférence de cette face : il paffe fembla-
blement au précédent , fur le bord
inférieur du baffin , & fe termine à
cette tuberofité de la partie interne du
femur.

Le troifième fléchiffeur, ou le pectinœus, n'eft pas fi confidérable. Il
eft totalement hors du baffin. Il
s'attache d'une part au bord intérieur de l'os pubis, à fa jonction avec
l'os ileon, & de l'autre côté au femur, auprès des mufcles pfoas & iliaque. Il fuffit de réfléchir fur la pofition de ces trois mufcles, pour fe
convaincre que dans leur contraction ils doivent tirer la cuiffe en devant & la fléchir.

D. Eft-il plufieurs mufcles adducteurs
de la cuiffe ?

R. La cuiffe eft portée en dedans, c'eft-
à-dire quelle eft rapprochée de l'autre par le moïen du mufcle triceps,
qui en eft l'unique adducteur. Il eft
ainfi appellé, parce qu'il eft compofé de trois portions charnuës réünies
inférieurement & de manière qu'elles
ne forment qu'un feul mufcle à trois
têtes. Ses trois branches s'attachent à
la branche interne de l'os pubis & à
celle de l'ifchion qui lui eft jointe ;
de - là elles defcendent, fimplement
unies par un tiffu cellulaire, jufques
à la partie moïenne de la cuiffe, où
elles ne compofent alors qu'un feul

corps, qui diminuë encore de volume & s'attache un peu plus bas à la
partie interne du femur : de cette attache il se prolonge par une aponevrose qui se termine à la partie interne & supérieure du tibia.

Les mouvemens de rotation, je
veux dire, ceux par lesquels la cuisse tourne sur elle-même en manière
de pivot, se font par le moïen de
cinq muscles.

D. Quels sont ces cinq muscles ?

R. L'obturateur externe , l'obturateur
interne, le pyriforme & les deux jumeaux.

L'obturateur externe fait tourner
la cuisse en dedans. Son attache est
à toute la circonférence du trou ovalaire du côté externe d'une part, &
au femur, au dessous du grand trochanter, de l'autre. L'action de ce
muscle est aidée par celle du triceps,
qui peut aussi contribuer au tour de
la cuisse en dedans.

L'obturateur interne s'attache à
toute la circonférence du trou ovalaire du côté interne. Son tendon
sort du bassin en passant par le bord
de l'échancrure postérieure de l'os

ischion, & se confond avec les deux jumeaux.

Les deux jumeaux sont attachés à ce même bord de l'ischion, l'un est supérieur & l'autre inférieur, & le tendon de l'obturateur est au milieu. Les tendons de ces trois muscles se réünissent & s'attachent au femur, en dedans du grand trochanter.

Le pyriforme enfin vient de la partie interne de l'os sacrum, pour se réünir aux trois muscles précédens, avec lesquels il s'attache au femur. La fonction de ces quatre muscles est la même, puisqu'ils ont les attaches au même endroit du femur : ils sont les antagonistes de l'obturateur externe & du triceps, & tournent conséquemment la cuisse en dehors.

A l'égard des mouvemens qu'il lui est libre de faire en manière de fronde, ils ne peuvent s'exécuter que par l'action successive de tous les muscles que je viens de détailler.

ARTICLE SECOND.

Des muscles de la jambe.

D. La jambe eſt articulée par charnière avec la cuiſſe ; ainſi, ſelon
ce que vous m'avez enſeigné , elle ne
peut avoir que des mouvemens d'extenſion & de flexion ?

R. Cela eſt vrai. Rappellez-vous auſſi
que nous avons vû dans l'Hippoſteologie qu'au devant & au deſſus de cette articulation eſt un os ſéparé , que
nous avons appellé la rotule ; & dans
peu je vous démontrerai que la ſituation de cet os a beaucoup de rapport avec l'action des muſcles extenſeurs.

D. Quels ſont les muſcles qui contribuënt ſoit à l'extenſion , ſoit à la flexion de la jambe ?

R. Il en eſt huit , ſçavoir , quatre extenſeurs & quatre fléchiſſeurs.

Les fléchiſſeurs ſont le biceps , le
demi-membraneux , l'adducteur &
l'abducteur.

Le biceps a deux têtes , c'eſt-à-

dire qu'il eſt double à ſa partie ſupérieure, & qu'on y trouve deux
attaches; c'eſt auſſi de cette configuration qu'il a tiré ſon nom.

La plus longue de ſes branches
s'attache à l'extrémité de l'os ſacrum,
& la ſeconde à la tuberoſité de l'iſ-
chion. Bientôt après elles ſe réüniſſent pour ne former qu'un ſeul corps
de muſcle, dont la fin eſt une aponevroſe qui a ſon attache à la partie
interne & ſupérieure du tibia, & ſe
rend adhérente avec les autres muſcles de la partie poſtérieure de la
jambe.

Le demi-membraneux s'attache
ſupérieurement à la tuberoſité de l'os
iſchion. Il deſcend le long de la
partie poſtérieure de la cuiſſe, & ſe
termine par une aponevroſe aſſez conſidérable qui lui a fait donner le nom
de demi-membraneux, & qui s'attache au condile interne du femur & à
la partie latérale interne de la tête
du tibia.

Le muſcle adducteur de la jambe eſt celui qui dans l'homme eſt
appellé le muſcle couturier; & comme ce muſcle en fléchiſſant la jam-

be, la porte en dedans, je le nomme adducteur.

Son attache supérieure est à la face interne de la pointe de l'os des îles ; de-là il se porte par dessus le muscle iliaque le long de la partie antérieure de la cuisse obliquement de dehors en dedans : il croise dans son trajet un des muscles antérieurs de la cuisse, & se termine à la partie latérale interne du tibia, ce qui lui permet de le fléchir, quoique sa situation soit à la portion antérieure de la cuisse, ainsi que je viens de l'expliquer.

D. Vous avez appellé le dernier muscle fléchisseur de la jambe, le muscle abducteur ?

R. Je l'ai nommé ainsi, parce qu'en fléchissant la jambe il peut la porter en dehors. Ce muscle, qui est d'un petit volume, est placé sous l'articulation de la jambe avec la cuisse : il est attaché à la partie postérieure du condile externe du femur, d'où il se porte obliquement de haut en bas & de dehors en dedans, jusques à la partie interne de la tête du tibia, où il se termine. Dans ce trajet il est adhérent au ligament capſulaire de cette articulation ; ainſi il peut ſervir à l'élever, & à empêcher qu'il ne ſoit pincé & pris entre les deux os dans les mouvemens de flexion.

Les muſcles extenſeurs de la jambe ſont le droit antérieur, le vaſte externe, le vaſte interne & le crural. Ils ſont placés tous les quatre à la partie antérieure ou aux parties latérales de la cuiſſe.

D. Quelles ſont les attaches du droit antérieur ?

R. Le droit antérieur eſt attaché ſupérieurement au bord antérieur de la cavité cotiloïde de l'os des îles.

Le vaſte externe s'attache à toute la partie externe du femur depuis le trochanter.

Le vaſte interne, qui eſt directement du côté oppoſé, a ſon attache à toute la partie interne du femur.

Enfin le crural en occupe toute la partie antérieure.

Ces trois derniers muſcles, ſçavoir, les vaſtes & le crural, ſont tellement adhérens l'un à l'autre, qu'il eſt difficile de les ſéparer. Cette adhérence augmente à la partie inférieure,

où

où le droit antérieur se joint aussi à
eux. Les tendons de ces quatre mufcles se réünissent & forment une forte
aponevrose, qui garnit toute la partie antérieure de l'articulation : elle
s'attache fortement à toute la face
antérieure de la rotule, qui n'a point
d'autre ligament: elle se termine ensuite à la tuberosité qui est à la portion antérieure de la tête du tibia,
de manière que ces quatre muscles
agissent toûjours de concert pour
étendre & pour porter la jambe en
devant ; ce qui ne se fait pas sans
mouvoir la rotule, qui dans la contraction de ces muscles glisse sur la
partie inférieure du femur, & qui
élevant le tendon de ces muscles,
les éloigne du centre de mouvement,
& donne conséquemment plus de
force à leur action & à leur jeu.

Des mus-
cles de la
jambe.

ARTICLE TROISIE'ME.

DES MUSCLES DU CANON.

D.LE canon n'est sans doute capable que des mouvemens de flexion & d'extension ?

Tome II. Part. I.   T

R. Oui, & pour l'exécution de ces mouvemens, il n'est que deux muscles,
sçavoir, un fléchisseur & un extenseur.

Le fléchisseur du canon étant unique, est assez distingué par le nom
que je lui accorde.

Il a deux attaches supérieures.

L'une se fait par un tendon très-
fort à la partie externe du condile
du femur, l'autre ne se fait que par
des fibres charnuës dans la sinuosité
qui est en dehors de la tuberosité du
tibia. Ces deux parties se réünissent
bientôt en un seul corps qui descend
le long de la partie antérieure du
tibia, & s'attache à la tuberosité de
la partie supérieure du canon. De
cette attache partent deux tendons ou
deux productions tendineuses, qui se
portent chacune obliquement dans
un ligament annulaire particulier de
chaque côté du jarret: l'interne s'attache à la partie latérale & un peu
postérieure du second des os plats
qui entrent dans la composition de
cette partie, tandis que l'externe s'attache à la partie externe & inférieure
de l'os calcaneum.

Le muscle extenseur du canon for-

me ce qu'on appelle les jumeaux. Ils
doivent cette dénomination à leur
ſtructure : ce ſont en effet deux corps
charnus exactement diſtincts à leur
partie ſupérieure, qui s'attachent poſtérieurement à chaque condile du femur. Ces deux muſcles ſe réüniſſent enſuite & n'en forment qu'un
ſeul, ainſi qu'un unique tendon très-
fort qui s'attache à la pointe du jarret, au deſſous d'un muſcle du pied
qui gliſſe ſur lui. Remarquez qu'un
plus grand nombre de muſcles n'é-
toit pas néceſſaire pour mouvoir le
canon, parce qu'étant articulé d'un
côté avec la jambe & de l'autre avec
le boulet, le paturon & le pied, il
participe toûjours des mouvemens de
l'une ou des autres de ces parties &
de l'action de leurs muſcles.

DES MUS-
CLES DU
CANON.

ARTICLE QUATRIE'ME.

DES MUSCLES DU PIED.

D. L E pied, en confondant, ainſi que
dans l'avant-main, le boulet, le
paturon, la couronne & cette partie,

T ij

est sans doute borné aux mouvemens de flexion & d'extension ?

R. Ces mouvemens sont opérés par quatre muscles, dont deux fléchisseurs & deux extenseurs.

Les fléchisseurs se nomment, l'un le sublime ou le perforé, l'autre le profond ou le perforant.

Le sublime s'attache supérieurement au femur, entre les deux condiles ou entre les attaches de l'extenseur du canon au dessous de ce muscle. Il se termine bientôt en un tendon assez fort qui se porte en dessus & passe sur le tendon de l'extenseur du canon, pour gagner la tête ou la pointe du jarret ou de l'os calcaneum : là il s'élargit & forme une espéce de poulie, qui dans ses mouvemens glisse sur cette pointe. Ce tendon est maintenu dans cette situation par deux expansions tendineuses qui s'attachent aux parties latérales du calcaneum : il quitte ensuite cet os, & descend au dessus du tendon du muscle profond pour s'attacher à la partie inférieure & postérieure de l'os du paturon par deux tendons séparés, dans l'intervalle desquels paſſe le ſecond fléchiſſeur ; & de-là ſon nom de muſcle perforé.

Le ſecond fléchiſſeur, ou le profond, ainſi appellé parce qu'il eſt au deſſous du précédent, s'attache ſupérieurement à la partie poſtérieure de la tête du tibia : il deſcend le long de cet os juſques à la partie interne du calcaneum, où il paſſe dans une gouttière pratiquée dans cet os, & fermée par un ligament ; de-là il deſcend le long de la partie poſtérieure du canon recouvert par le tendon du ſublime, dans lequel il paſſe inférieurement pour aller juſques au deſſous du petit pied, où il ſe termine par une aponevroſe qui s'épanouit & qui s'attache à toute la face inférieure de l'os du petit pied.

D. Comment ſe nomment les deux extenſeurs du pied ?

R. Ils ſe nomment, attendu leur ſituation, l'un l'extenſeur antérieur & l'autre l'extenſeur latéral.

Le prémier s'attache ſupérieurement à la partie antérieure de la tête du tibia, & légèrement au condile externe du femur : il deſcend le long du fléchiſſeur du canon, & paſſe

à la partie antérieure du jarret, où
fon tendon entre dans un ligament
annulaire particulier, après quoi il
pourfuit fa route le long du canon
& antérieurement.

L'extenfeur latéral eft un peu plus
en dehors : il a fon attache, ainfi
que le précédent, au condile externe
du femur & à la tête du tibia ; de-
là il defcend jufques au jarret, où fon
tendon paffant dans un fecond ligament annulaire particulier, va fe
joindre avec le tendon du prémier
extenfeur. Ces deux tendons réünis en
un feul fe portent fur l'articulation
du boulet, où ils contractent adhérence avec le ligament capfulaire,
defcendent le long de l'os du paturon, pour s'attacher par une expanfion aponevrotique à tout le bord
fupérieur de l'os du petit pied.

ARTICLE CINQUIE'ME
ET DERNIER.

DES MUSCLES DE LA QUEUE.

D. VOus m'avez démontré dans l'Hippofteologie que la queuë eft en partie compofée d'une rangée de petits os qui font la fuite de l'épine, & que l'on appelle les os du coccyx ; je fçais de plus qu'ils font articulés par le moïen d'un cartilage affez fouple pour pouvoir faire quelques mouvemens, & que ces mouvemens s'exécutent principalement dans les prémières articulations : mais quels font ces mouvemens, & quels font les mufcles par lefquels ils font opérés ?

R. La queuë a quatre mufcles affez femblables, dont deux font à la partie fupérieure ou en deffus, & deux à la partie inférieure ou en deffous ; on les nomme mufcles coccygiens, & on les diftingue en fupérieurs & en inférieurs.

Les fupérieurs prennent leur attache aux parties latérales de l'éminence épineuſe de l'os ſacrum, & deſcendent juſques à l'extrémité de la queuë, en s'arrêtant par autant d'appendices tendineuſes & charnuës à tous les nœuds & à tous les os du coccyx.

Les coccygiens inférieurs s'attachent aux parties latérales de la face interne de l'os ſacrum, & font en deſſous de la queuë le même trajet que les précédens font en deſſus.

Comme ces quatre muſcles entourent cette partie, ils peuvent la faire mouvoir en tout ſens : les ſupérieurs la relevent, les inférieurs l'abbaiſſent ; & lorſqu'un ſupérieur & un inférieur agiſſent du même côté, ils la portent latéralement. Il ne vous ſeroit pas impoſſible de décider à préſent quels font les muſcles qui font en jeu quand l'Animal porte la queuë en trompe, & quels font ceux qu'il s'agit de couper lorſqu'on veut l'amputer à la manière des Anglois.

CHAPITRE

CHAPITRE CINQUIE'ME.
TABLE MIOLOGIQUE.

ARTICLE PRE'MIER.
DES MUSCLES DE LA TE'TE.

DES MUSCLES DES OREILLES.
SECTION PRE'MIE'RE.

Noms	Attaches.	Usages.	Nombre.
Prémier.	Fixément à toute l'épine de l'os occipital, & à la partie la plus haute de la base des oreilles.	Il tire l'oreille en dedans & la porte aussi en avant ou en arrière, selon que ses portions antérieures ou postérieures agissent.	Huit, quatre de chaque côté.
Second.	Adhérent aux muscles de la tête, & se termine à la partie postérieure de la base de l'oreille.	Il tire l'oreille en arrière.	
Troisiè-me.	A peu près les mêmes que le second.	Il tire l'oreille en bas ou plutôt en dehors.	
Quatriè-me.	Aux avives par un tissu cellulaire, & à la partie antérieure de la base de l'oreille.	Il tire l'oreille en devant & en dehors.	Muscles 8.

MUSCLES DES PAUPIE'RES.

Nombre.	Noms.	Attaches.	Usages.
4. dont 2. de chaque côté.	Muscle orbiculaire : il est commun aux deux paupières.	Adhérent à la peau, & s'attache par un tendon à l'os angulaire.	Il ferme l'ouverture des paupières, les rapproche & les unit l'une à l'autre.
	Muscle releveur de la paupière supérieure: il est propre & particulier à cette paupière.	Il s'attache fixément dans le fond de l'orbite, & se termine par une expansion large & mince à la portion supérieure du muscle orbiculaire.	Il releve la paupière supérieure.

Muscles 4.

MUSCLES DES LE'VRES.

Nombre.	Noms.	Attaches.	Usages.
11. muscles, sçavoir, trois communs & quatre particuliers de chaque côté.	Muscle orbiculaire des lévres : il est commun aux deux lévres. Il est impair.	Adhérent à la peau, & s'attache d'une part au cartilage du nez, & de l'autre au menton.	Il rapproche les lévres l'une de l'autre.

Noms.	Attaches.	Usages.	Nombre.
Muscle molaire , aussi commun aux deux lévres, un de chaque côté.	D'une part à l'os maxillaire , & de l'autre à la mâchoire postérieure près des dents molaires.	Ces muscles contribuënt aux mouvemens des lévres , mais ils aident sur tout à la mastication.	
Muscle releveur de la lévre antérieure : il est propre à cette lévre.	D'une part fixément au dessous de l'orbite, à la jonction des os angulaire , maxillaire & zigomatique , & de l'autre se termine par un tendon au milieu de la lévre antérieure.	Il releve la lévre antérieure.	
Muscle maxillaire : est propre à la lévre antérieure.	Il s'attache par son second plan à l'os maxillaire près du muscle releveur propre de la lévre antérieure,& par son troisième plan au même os au dessous des deux prémiers.	Il tire la lévre de côté, agissant seul ; & agissant conjointement avec son semblable , ils tirent l'un & l'autre la lévre en haut.	

Nombre.	Noms.	Attaches.	Usages.
	Muscle releveur de la lévre postérieure.	Fixément à la partie latérale externe de la mâchoire postérieure, dans l'endroit des dents molaires les plus hautes ; d'une autre part son tendon réüni avec celui de l'autre côté se perd dans le menton.	Il sert à retire & même à rele ver la lévre pos térieure.
	Secód muscle propre de la lévre postérieure.	Muscle cutané, qui se perd dans la lévre postérieure près des commissures.	Agissant seul, i tire la lévre d côté ; agissant a vec son pareil, i la tire en haut.

Muscles 11.

MUSCLES DES NASAUX.

Cinq, un impair & deux pairs.	Muscle transver—fal : il est impair.	Fixément à l'épine du nez, & de-là s'étend de chaque côté sur le cartilage inférieur des nasaux.	
	Prémier muscle pair.	Inférieurement le long de la partie latérale	La fonction d ces muscles e la même : i

Noms.	Attaches.	Usages.	Nombre.
	externe des os du nez, & se perd ensuite dans la peau des nasaux.	relevent la peau des nasaux, & en dilatent les orifices.	
Second muscle ...air.	Au bord de l'os maxillaire qui forme l'entrée des nasaux, & se perd de même dans la peau.		Muscles 5.

DES MUSCLES DE LA MACHOIRE POSTE'RIEURE.

SECTION SECONDE.

| Muscle ...asseter. | Fixément à toute l'épine de l'os maxillaire, & légèrement à l'arcade zigomatique, & se termine à la face externe de la mâchoire postérieure. | Rapproche la mâchoire postérieure de l'antérieure. | Dix muscles, cinq de chaque côté. |
| Muscle ...rotaphite. | A toute la circonférence de la cavité des saliè- | Même usage. | |

Nombre.	Noms.	Attaches.	Usages.
		res, & par un tendon à l'apophise coronoïde.	
	Muscle sphenoïdal.	D'une part à la ligne, qui est une continuité des apophises perigoïdes de l'os sphenoïde; & de l'autre, à la face interne de la mâchoire, à l'apophise du masseter.	Même usage.
	Muscle stilomaxillaire.	Fixément à toute l'apophise stiloïde de l'os occipital, & se termine à la tuberosité de l'os de la mâchoire.	Il tire la mâchoire en arrière.
Muscles 10.	Muscle digastrique.	Supérieurement à l'extrémité de l'apophise stiloïde, & intérieurement à l'extrémité de la mâchoire.	Même usage.

DES MUSCLES PROPRES DE LA TÊTE.

SECTION TROISIÉME.

Noms.	Attaches.	Usages.	Nombre.
Muscle sterno-maxillaire.	Inférieurement à la partie antérieure & supérieure du sternum, & se termine à la tuberosité de la mâchoire postérieure.	Il abbaisse & fléchit la tête.	6. fléchisseurs, 3. de chaque côté; 10. extenseurs, 5. de chaque côté; 4. autres, deux de chaque côté.
Muscle long fléchisseur.	Aux apophises transverses & à la partie antérieure du corps de la 3e. 4e. 5e. vertébre cervicale, par autant de petits tendons, & se termine à l'apophise cuneïforme de l'os occipital.	Même usage.	
Muscle second, ou court fléchisseur.	De la seconde vertébre à l'occipital, un peu en arrière du précédent.	Même usage.	
Muscle splenius.	Inférieurement aux apophises épineuses des	Il étend & releve la tête.	

Nombre.	Noms.	Attaches.	Usage.
		prémières vertébres dorsales, légèrement au ligament cervical, & d'une autre part aux apophises transverses des vertébres cervicales inférieures, se terminant enfin par une aponevrose à l'apophise trásverse de l'occipital.	
	Muscle grand complexus.	A l'apophise épineuse de la 3e. vertébre dorsale, à l'apophise transverse de la 2e. & de la 1e., à celle des cinq vertébres cervicales inférieures, & se termine à l'éminence transversale de l'occipital.	Il étend & releve la tête.
	Muscle petit complexus.	Aux apophises épineuses de la 3e. & 2e. vertébre cervicale, &	Même usage.

Noms.	Attaches.	Usages.	Nombre.
	se termine à la partie postérieure de l'occipital.		
Muscle grand droit.	A la partie supérieure de la 2e. vertébre cervicale, & se termine à la partie postérieure de l'occipital.	Même usage.	
Muscle petit droit.	Inférieurement à la 1re. vertébre, au bord de la cavité articulaire, & se termine au dessus des condiles de l'occipital.	Même usage.	
Muscle petit oblique.	D'une part à la portion latérale de la 1re. vertébre cervicale, & de l'autre à la partie latérale de l'éminence trásversale de l'os occipital.	Il meut latéralement & sémicirculairement la tête.	
Muscle grand oblique.	A toute l'épine de la 2e. vertébre cervicale, & se termine à l'éminence transversale de la 1re.	Il fait aussi tourner la tête de même que le petit oblique.	Muscles 20.

MUSCLES DE L'OS HYOÏDE.
SECTION QUATRIÉME.

Nombre.	Noms.	Attaches.	Usages.
6. muscles, 4. impairs & 1. pair.	Muscle milohyoï-dien.	A toute la partie interne de la mâ-choire, & se ter-mine à la partie antérieure de l'os hyoïde.	Il tire en bas & en devant l'os hyoïde.
	Muscle genihyoï-dien.	A la partie infé-rieure de la con-cavité de la mâ-choire, & à l'os hyoïde, au mê-me lieu que le précédent.	Même usage.
	Muscle hyoïdien.	N'a point d'at-tache fixe, & s'at-tache à l'os hyoï-de antérieure-ment, au dessous du milohyoïdié.	Il tire en bas & en arrière l'os hyoïde.
	Muscle sternohy-oïdien.	Fixément à l'ex-trémité supé-rieure du ster-num, & au mê-me endroit de l'os hyoïde que le précédent.	Même usage.
	Muscle stylohyoï-dien. Ils sont pairs.	A la pointe ou à l'extrémité des longues bran-ches de l'os hyoï-	Il tire en haut le corps de l'os hy-oïde.

Noms.	Attaches.	Usages.	Nombre.
	de, & se termineaux partieslatérales du corps de cet os.		
			Muscles 6.

MUSCLES DE LA LANGUE.

SECTION CINQUIÉME.

Noms.	Attaches.	Usages.	Nombre.
Muscle genioglosse.	Au dessus du genihyoïdien, à la partie inférieure de la concavité de la mâchoire, d'où ses fibres se prolongent jusques à la base de la langue.	Il tire la langue hors de la bouche.	6. muscles, 3. de chaque côté.
Muscle basioglosse.	Fixément au corps même de l'os hyoïde, d'où ses fibres se prolongent jusques à l'extrémité de la langue.	Il tire la langue en arrière.	
Muscle hioglosse.	A la partie externe & inférieure des grádes branches de l'os hyoïde, d'où il se porte à l'extrémité de la langue	Il porte la langue de côté : s'il agit avec son pareil, il la tire en arrière.	

Nombre.	Noms.	Attaches.	Usages.
		pour s'y inférer au même endroit où le précédent se termine.	
Muscles 6.			

MUSCLES DU LARYNX.

SECTION SIXIÉME.

Nombre.	Noms.	Attaches.	Usages.
Huit, 4. de chaque côté.	Muscle sternotyroïdien.	Aux parties antérieures & latérales du cartilage tyroïde, & fixémentà l'extrémité supérieure du sternum.	Il tire en bas le larynx entier.
	Muscle hyotyroïdien.	D'une part aux parties latérales du corps de l'os hyoïde, & se termine au bord inférieur du cartilage tyroïde.	Il écarte le tyroïde & dilate la glotte: il peut lever aussi le larynx, lui servant de point fixe: il tire l'os hyoïde.
Muscles 8.	Muscle cricotyroïdien.	A toute la face latérale externe du cartilage cricoïde, & se termine au bord inférieur du tyroïde, en arrière du précédent.	Il rapproche les cartilages arytenoïdes, & diminuë l'ouverture de la glotte.

DES MUSCLES DU PHARYNX.

SECTION SEPTIÉME.

Noms.	Attaches.	Usages.	Nombre.
Muscle pterigo-pharin-gien.	A l'apophise pterigoïde du sphenoïde, & se perd dans la partie supérieure du pharinx.	Il éleve le pharinx & le dilate.	Onze muscles, un impair, & 5. de chaque côté.
Muscle kerato-pharin-gien.	A la partie interne & moïenne des grandes branches de l'os hyoïde, & se porte au pharinx, au dessous du précédent.	Même usage.	
Muscle hyopha-ringien.	Aux extrémités des parties latérales du corps de l'os hyoïde, & gagne le pharinx.	Ce muscle, ainsi que les deux suivans, resserre le pharinx en l'approchant de leurs attaches.	
Muscle ty-ropharin-gien.	Au cartilage tyroïde.		
Muscle cricopha-ringien.	Au cartilage cricoïde, & se perd, ainsi que le tiropharingié, dans le pharinx.		

Nombre.	Noms.	Attaches.	Usages.
	Muscle œsopha-gien : il eſt impair.	Il s'attache de chaque côté à tout le larynx & à l'os hyoïde.	Il reſſerre le pharinx encore plus que les autres, & fait deſcendre les alimens quand une fois ils y ſont entrés.
Muſcles 11.			

MUSCLES DE LA CLOISON DU PALAIS.

SECTION HUITIÉME.

Nombre.	Noms.	Attaches.	Usages.
Quatre, 2. de chaque côté.	Muſcle periſtaphilin.	D'une part à l'os occipital & aux trompes d'Euſtache, & ſe perd de chaque côté dans la cloiſon du palais.	Il releve ſenſiblement la cloiſon du palais, & reſſerre les trompes.
Muſcles 4.	Muſcle pharingo-ſalpingoï-dien.	Au bord ſupérieur du pharinx, & ſe termine à la partie oſſeuſe de la trompe.	Il tire le bord dù pharinx & le bord du pavillon, qu'il rend plus large & qu'il dilate.

ARTICLE SECOND.

MUSCLE DE L'ENCOLURE.

Noms.	Attaches.	Usages.	Nombre.
Muscle scalene.	Inférieurement à la face externe de la 1re. côte, & par des principes tendineux aux parties latérales antérieures du corps de la 7e. 6e. 5e. & 4e. vertébre cervicale.	Il fléchit l'encolure; & les vertébres cervicales devenant son attache fixe, il sert à la respiration en élevant la prémière côte.	Dix muscles, 5. de chaque côté, sans compter les inter-transversaires.
Muscle fléchisseur de l'encolure.	Fixément au corps & aux apophises latérales de toutes les vertébres, qu'il recouvre par des principes tendineux, & supérieurement par un tendon fort à l'éminence moïenne qui est à la partie antérieure de la 2e. vertébre du col.	Son nom désigne ses usages.	

Nombre.	Noms.	Attaches.	Usages.
	Muscle longtransversal.	Aux apophises transverses de toutes les vertébres cervicales, & par un fort tendon à l'éminence transversale de la prémière vertébre.	Il étend l'encolure, & peut aussi contribuer aux mouvemens latéraux de la tête.
	Muscle courttransversal.	Inférieurement aux apophises transverses des cinq vertébres antérieures du dos par autant de petits tendons, & se termine aux apophises transverses des trois dernières vertébres cervicales par des tendons pareils.	
	Muscle épineux.	Aux apophises épineuses des cinq vertébres inférieures de l'encolure, & par un tendon à celle de la seconde, qui est son	Il est extenseur de l'encolure. Ces muscles peuvent aussi, comme ceux de la tête, donner lieu aux mouvemens latéraux de

Noms.	Attaches.	Usages.	Nombre.
	son point de résistance.	de la partie qu'ils étendent & qu'ils fléchissent.	
Muscles intertransversaires.	Placés dans l'intervalle de toutes les apophises transverses, excepté dans celui de la 1re. & de la 2e. vertébre.	Destinés à opérer les mouvemens latéraux de l'encolure.	
Muscle commun à l'encolure & à la tête comparé au muscle peaucier de l'homme.	Inférieurement à la partie inférieure de l'os du bras, par sa partie la plus considérable aux apophises transverses de la 3e. 4e. & 5e. vertébre cervicale, & par sa seconde portion à la 1re. vertébre cervicale.	Ses usages sont communs avec toutes les parties avec lesquelles il a des connexions.	
Ligament cervical.	Aux apophises épineuses des six prémières vertébres dorsales, & à la partie postérieure de l'occipital.	Il soûtient l'encolure & la tête indépendamment de tous les muscles, sur tout lorsque cette dernière partie est basse.	Muscles 10.

X

ARTICLE TROISIE'ME.

MUSCLES DE L'EXTRÉMITÉ ANTÉRIEURE.

DES MUSCLES DE L'OMOPLATE ET DE L'EPAULE.

SECTION PRÉMIÉRE.

Nombre.	*Noms.*	*Attaches.*	*Usages.*
Dix, 5. à chaque é-paule.	Muscle trapese.	Par sa partie la plus large aux apophises épineuses des six prémières verté-bres du dos, & se termine par une pointe à la partie moïenne de l'épine de l'omoplate.	Il tire l'omo-plate en haut du côté de l'épine.
	Muscle rhomboï-de.	Aux apophises épineuses qui forment le ga-rot, & se termi-ne au cartilage de l'omoplate.	Même usage que le précé-dent.
	Muscle releveur propre de l'épaule.	Supérieurement aux apophises transverses des quatre dernières vertébres cervi-cales, & infé-	Il tire l'omo-plate en haut & en devant.

Noms.	Attaches.	Usages.	Nombre.
	rieurement à la partie supérieure antérieure du cartilage de l'omoplate.		
Le muscle petit pectoral.	Fixément aux parties latérales du sternum & aux cartilages des deux prémières vraies côtes, & se termine à la partie supérieure du bord antérieur de l'omoplate.	Il tire l'épaule en bas & du côté du poitrail.	
Muscle grand dentelé.	Par neuf digitations à l'extrémité inférieure des neuf prémières côtes, & par un seul corps supérieurement à la face interne de l'omoplate.	Il approche l'épaule des côtes.	Muscles 10.

MUSCLES DU BRAS.
SECTION SECONDE.

| Muscle prémier, ou muscle commun, | A tout le bord tranchant du sternum, se perd ensuite avec tous | Il tire l'os du bras & l'omoplate en avant & en dedans. | Dix-huit, 9. à chaque bras. |

Nombre.	Noms.	Attaches.	Usages.
	semblable au deltoïde de l'homme.	les muscles de l'épaule, sans avoir d'attache particulière.	
	Muscle grand pectoral.	Au dessous du précédent, aux parties latérales du sternum & aux cartilages des vraies côtes, & se termine par un tendon très-fort à la partie latérale interne de l'humerus.	Il porte le bras en dedans, de concert avec lequel il concourt à cet effet.
	Muscle antépineux.	La fosse antépineuse qu'il remplit lui sert d'attache, & il se termine à la partie supérieure de l'humerus.	Il porte le bras en avant.
	Muscle omobrachial.	D'une part au bord interne de la cavité glenoïde, & se termine à la partie moïenne antérieure de l'humerus.	Même fonction que le précédent.
	Muscle postépineux.	A la fosse postépineuse, & se	Il porte le bras en arrière.

Noms.	Attaches.	Usages.	Nombre.
	termine à la partie externe & supérieure de l'humerus.		
Muscle grand dorsal.	Par une aponevrose aux apophises épineuses des prémières vertébres des lombes & des dernières vertébres dorsales, & se termine à la portion interne de l'humerus.	Même usage que le précédent.	
Muscle sous - scapulaire.	A toute la fosse de la face interne de l'omoplate, & se termine à la partie interne de la tête de l'humerus.	Il porte & serre le bras contre la poitrine.	
Muscle adducteur.	Fixément à l'extrémité du bord postérieur de l'omoplate, & de l'autre part à cette tuberosité qui est à la partie interne de l'humerus, où s'attache aussi le grand dorsal.	Même fonction que le précédent.	

Nombre.	Noms.	Attaches.	Usages.
	Muscle abducteur.	A l'extrémité du même bord postérieur de l'omoplate, & se termine à la tuberosité qui est à la partie latérale externe de l'humerus.	Il écarte le bras & le porte en dehors.
Muscles 18.			

DES MUSCLES DE L'AVANT-BRAS.

SECTION TROISIÉME.

Nombre.	Noms.	Attaches.	Usages.
Douze, 6. à chaque avant-bras.	Muscle long fléchisseur, le même que le biceps dans l'homme.	A la tuberosité de l'omoplate, c'est-à-dire, au bord antérieur de la cavité glenoïde, & extérieurement aux environs de l'articulation de l'humerus avec le cubitus, & de plus à la portion inférieure du bras par un tendon qui se termine à la partie antérieure & supérieure du cubitus.	Il fléchit l'avant-bras.

Noms.	Attaches.	Usages.	Nombre.
Muscle court fléchisseur.	Supérieurement au bord postérieur de la cavité glenoïde de l'omoplate, & à la partie supérieure & postérieure de l'humerus, d'où il s'attache à l'os cubitus à côté du précédent.	Il fléchit l'avant-bras.	
Muscle long extenseur.	Fixément à la partie postérieure de l'omoplate, & se termine au dessous du coude.	Il étend l'avant-bras en arrière, lorsqu'il a été fléchi en devant.	
Muscle gros extenseur.	A la partie postérieure de l'omoplate, & se termine, ainsi que le précédent, au dessous du coude.	Même usage.	
Muscle court extenseur.	Au bord de la cavité glenoïde de l'omoplate, & se termine, après s'être joint au précédent, à toute la partie	Même fonction.	

Nombre.	Noms.	Attaches.	Usages.
		latérale externe de l'olecrâne.	
	Muscle petit extenseur.	A la partie postérieure & inférieure de l'humerus, & se termine par un tendon à la partie latérale interne de l'olecrâne.	Même usage.
Muscles 12.			

MUSCLES DU CANON.

SECTION QUATRIÉME.

Nombre.	Noms.	Attaches.	Usages.
Douze, 6. à chaque canon.	Muscle fléchisseur interne.	Supérieurement à la partie inférieure du condile interne de l'humerus, & se termine à l'os crochu.	Son nom désigne ses usages.
	Muscle fléchisseur externe.	A la partie postérieure du condile externe de l'humerus, & d'une autre part à ce même osselet, après quoi le tendon de ce muscle, ainsi que celui du précé-	Même usage.

Noms.	Attaches.	Usages.	Nombre.
	dent, se prolongent à la partie latérale externe de l'os du canon.		
Muscle fléchisseur oblique.	Supérieurement au condile externe de l'humerus, & inférieurement à la portion latérale interne & supérieure de l'os du canon.	Même fonction.	
Muscle droit antérieur.	Supérieurement au condile interne de l'humerus, & inférieurement à la tuberosité qui est antérieurement à la partie supérieure du canon.	Il étend le canon.	
Muscle droit latéral.	A la portion inférieure du condile externe de l'humerus, & inférieurement à la partie latérale externe de la tête de l'os du canon.	Même usage.	

Nombre.	Noms.	Attaches.	Usages.
	Muscle oblique extenseur.	Supérieurement à la portion latérale externe du cubitus, & inférieurement à la latérale interne de la tête du canon.	Même usage, outre qu'il peut porter le canon latéralement en dedans.
Muscles 12.			

DES MUSCLES DU PIED.

SECTION CINQUIÉME.

Nombre	Noms	Attaches	Usages
Six, 3. à chaque pied.	Muscle sublime ou perforé.	Supérieurement à la partie postérieure du condile externe de l'humerus, & inférieurement par deux branches à l'extrémité du paturon.	Il fléchit le pied.
	Muscle profond ou perforant.	Supérieurement la même attache que le précédent, & par un tendon très-fort qui s'épanouït en forme d'aponevrose à la partie inférieure de l'os du petit pied.	Il fléchit le pied.

Noms.	Attaches.	Usages.	Nombre.
Muscle extenseur du pied.	Supérieurement & antérieurement au condile externe de l'humerus, & par une autre forte expansion aponevrotique inférieurement à tout le bord supérieur de l'os du petit pied.	Sa dénomination désigne sa fonction.	Muscles 6.

DES MUSCLES DU CORPS PROPREMENT DITS.

ARTICLE PREMIER.

DES MUSCLES DU DOS.

| Muscle long dorsal. | A toutes les apophises épineuses des vertébres des lombes & du dos, & à l'extrémité supérieure de toutes les côtes, & se termine tout le long de la prémière apophise épineuse du garot, & aux deux dernières vertébres cervicales. | Il sert à mouvoir tout le tronc de l'Animal. | Deux, un de chaque côté, sans compter les épineux transversaires. |

Nombre.	Noms.	Attaches.	Usages.
Muscles 2.	Muscles épineux tranfverfaires.	D'une part aux apophifes tranfverfes d'une vertébre & aux apophifes épineufes de l'autre.	Même fonction.

ARTICLE SECOND.

MUSCLES DE LA RESPIRATION.

Nombre	Noms	Attaches	Usages
Six mufcles particuliers, 3. de chaque côté ; & 68. intercoftaux, 34. de chaque côté.	Mufcle long dentelé.	Naît par une forte aponevrofe des apophifes épineufes des vertébres du dos, & s'attache au deffous des autres mufcles dorfaux à toutes les côtes par autant d'appendices légèrement tendineufes.	Il éleve chaque côte dans l'infpiration.
	Mufcle intercoftal commun.	A toutes les côtes & à leur partie fupérieure, & par des tendons fixément aux apophifes tranfverfes des deux dernières vertébres cervicales &	Il éleve les côtes & les porte en avant.

Noms.	Attaches.	Usages.	Nombre.
	des deux 1res. vertébres du dos.		
Muscle du sternum.	Au sternum & aux cartilages des vraies côtes par des productions tendineuses.	Il aide les côtes dans leurs mouvemens & les éleve.	
Muscles intercostaux.	De part & d'autre au bord de toutes les côtes, leur attache fixe étant à leur bord inférieur ou postérieur, & leur attache mobile au bord antérieur.	Il éleve les côtes.	Muscles 74.

ARTICLE TROISIE'ME.

MUSCLES DE L'ABDOMEN.

Noms	Attaches	Usages	Nombre
Muscle grand oblique.	Postérieurement à toute la lévre externe de la crête de l'os des îles, antérieurement à la partie inférieure des quinze dernières côtes.	Il fait faire au corps de l'Animal des mouvemens latéraux.	Dix, 5. de chaque côté.

Nombre.	Noms.	Attaches.	Usages.
	Muscle petit oblique.	Postérieurement à tout l'angle antérieur de l'os des îles & au pubis, antérieurement au bord des cartilages des fausses côtes.	Même fonction.
	Muscle transverse.	Fixément & supérieurement par une aponevrose aux apophises transverses des cinq vertébres des lombes, & antérieurement au bord interne du cartilage de toutes les fausses côtes & de quelques-unes des vraies jusques au cartilage xiphoïde.	Il sert comme de sangle pour soûtenir avec force tous les viscères du bas ventre.
	Muscle droit.	Leur attache la plus solide est au pubis, & d'une autre part ils s'attachent au sternum & au cartilage de la 4e. 6e. 8e. & 10e. des côtes.	Ils contribuént sensiblement à l'expiration, & portent par un sens contraire & en avant le derrière en tirant le bassin.

Noms.	Attaches.	Usages.	Nombre.
Muscle piramidal.	Par la partie la plus large au bord de l'os pubis, & leur extrémité antérieure par un tendon qui s'attache à la ligne blanche.	Ils contribuënt & aident à l'expulsion de l'urine.	Muscles 10.

DES MUSCLES DE L'ARRIE'RE - MAIN.

ARTICLE PRE'MIER.

DES MUSCLES DE LA CUISSE.

Noms	Attaches	Usages	Nombre
Muscle petit fessier.	Par sa pointe antérieure à la pointe de l'os des îles, par sa pointe postérieure à l'épine postérieure de ce même os, le tout supérieurement à la tuberosité du femur, que l'on peut dire petit trochanter.	Il étend la cuisse.	Vingt-six muscles, 13. à chaque cuisse.
Muscle grand fessier.	Supérieurement aux apophises épineuses des 4. dernières vertébres lombaires, à tout le bord	Même usage.	

Nombre.	Noms.	Attaches.	Usages.
		supérieur de l'os ileon, à toute la face externe de cet os, & se termine au grand trochanter.	
	Muscle fascia lata.	Fixément à l'épine antérieure de l'os des îles, & d'une autre part à tous les muscles que son aponevrose recouvre en s'étendant sur toute la partie externe de la cuisse & de la jambe.	Il meut la cuisse latéralement & en dehors, & peut en même tems mouvoir la jambe.
	Muscle long vaste.	Supérieurement aux apophises épineuses de l'os sacrum, & à la tuberosité de l'ischion, & d'une autre part par une aponevrose à la rotule.	Même usage que le précédent.
	Muscle psoas.	Supérieurement aux apophises transverses & aux parties latérales du corps des	Il fléchit la cuisse en la tirant en devant.
		des	Même

Noms.	Attaches.	Usages.	Nombre.
	des vertébres des lombes, & inférieurement après sa sortie de l'abdomen à la partie interne & supérieure de l'os de la cuisse.		
Muscle liaque.	A tout le bord interne de la circonférence de la face interne de l'ileon, & à sa sortie de l'abdomen se termine à la tuberosité de la partie interne du femur.	Même usage que le précédent.	
Muscle pectineus.	D'une part au bord intérieur de l'os pubis à sa jonction avec l'os ileon, & de l'autre côté au femur, auprès des muscles psoas & iliaque.	Même fonction que le précédent.	
Muscle biceps.	Par ses 3. branches à la branche interne de l'os pubis & à celle de l'ischion qui	Il porte la cuisse en dedans.	

Nombre.	Noms.	Attaches.	Usages.
		lui est jointe , & plus bas à la partie interne du femur.	
	Muscle obturateur externe.	A toute la circon-férence du trou o-valaire du côté ex-terne d'une part , & de l'autre au fe-mur au dessous du grand trochanter.	Il tourne la cu[isse] se en dedans, peut être aidé cet effet par triceps.
	Muscle obturateur interne.	A toute la circon-férence du trou o-valaire du côté in-terne , & se con-fond avec les ju-meaux.	Il tourne la cu[isse] se en dehors.
	Muscles jumeaux.	Au bord de l'échá-crure postérieure de l'os ischion. Les tendons de l'un & l'autre de ces mus-cles , ainsi que de l'obturateur inter-ne, s'attachent au femur en dedans du grand tro-chanter.	Mêmes usag[es]
	Muscle pyriforme.	Au femur avec les 3. autres muscles précédens ; il naît de la partie inter-ne de l'os sacrum.	Même usage[s]
Muscles 26.			

ARTICLE SECOND.

DES MUSCLES DE LA JAMBE.

Noms.	Attaches.	Usages.	Nombre.
Muscle biceps.	Par la plus longue de ses branches à l'extrémité de l'os sacrum, & par la seconde à la tuberosité de l'ischion, & d'une autre part à la partie interne & supérieure du tibia par une aponevrose.	Il fléchit la jambe.	Seize muscles, 8, à chaque jambe.
Muscle demi membraneux.	Supérieurement à la tuberosité de l'ischion, & inférieurement par une aponevrose au condile interne du femur & à la partie latérale interne de la tête du tibia.	Même usage.	
Muscle adducteur de la jambe, comme le muscle	Supérieurement à la face interne de la pointe de l'os des îles, & se termine ensuite	Il fléchit la jambe & la porte en dedans.	

Nombre.	Noms.	Attaches.	Usages.
	coûturier de l'homme.	à la partie latérale interne du tibia.	
	Muscle abducteur de la jambe.	A la partie postérieure du condile externe du femur, & inférieurement à la partie interne de la tête du tibia.	Il fléchit la jambe, peut la porter en dehors, & empêche que le ligament capsulaire de l'articulation ne soit pincé & pris entre les deux os dans les mouvemens de flexion.
	Muscle droit antérieur.	Supérieurement au bord antérieur de la cavité cotiloïde de l'os des îles.	Il étend & porte la jambe en devant de concert avec les 3. suivans.
	Muscle vaste externe.	A toute la partie externe du femur depuis le trochanter.	
	Muscle vaste interne.	A toute la partie interne du femur.	
Muscles 16.	Muscle crural.	A toute la partie antérieure du femur, tous quatre à la rotule & de-là au tibia.	

ARTICLE TROISIE'ME.

MUSCLES DU CANON.

Noms.	Attaches.	Usages.	Nombre.
Muscle fléchisseur du canon.	Supérieurement par un tendon très-fort à la partie externe du condile du femur, & par des fibres charnuës dans la sinuosité qui est au dehors de la tuberosité du tibia. Inférieurement à la tuberosité de la partie supérieure du canon; de-là par deux productions tendineuses, dont une interne à la partie latérale, & un peu postérieure du jarret, & une externe à la partie externe & inférieure du calcaneum.	Il fléchit le canon.	Quatre, 2. à chaque canon.

Nombre.	Noms.	Attaches.	Usages.
	Muscle extenseur du canon.	Supérieurement il s'attache postérieurement à chaque condile du femur, & par un fort tendon à la pointe du jarret au dessous d'un muscle du pied dont je parlerai.	Il étend le canon.
Muscles 4.			

ARTICLE QUATRIÈME.

MUSCLES DU PIED.

Huit, 4. à chaque pied.	Muscle sublime ou perforé.	Supérieurement au femur entre les deux condiles ou les attaches des jumeaux, & inférieurement à la partie inférieure & postérieure de l'os du paturon par deux tendons séparés.	Il fléchit le pied.

Noms.	Attaches.	Usages.	Nombre.
Muscle profond.	Supérieurement à la partie postérieure de la tête du tibia, & par une aponevrose à toute la face inférieure de l'os du petit pied.	Même usage.	
Muscle extenseur antérieur du pied.	Supérieurement à la partie antérieure de la tête du tibia.	Il étend le pied.	
Muscle extenseur latéral.	Au condile externe du femur, & à la tête du tibia, & s'attache inférieurement, ainsi que l'autre, par une expansion aponevrotique à tout le bord supérieur de l'os du petit pied.		Muscles 8.

ARTICLE CINQUIE'ME.

MUSCLES DE LA QUEUE.

Nombre.	Noms.	Attaches.	Usages.
Quatre, 2. de chaque côté.	Muscles coccygiens supérieurs.	Aux parties latérales de l'éminence épineuse de l'os sacrum, & par des appendices tendineuses à tous les nœuds & à tous les os du coccyx.	Il releve la queuë.
Muscles 4.	Muscles coccygiens inférieurs.	Aux parties latérales de la face interne de l'os sacrum, & font en dessous de la queuë ce que les précédens font en dessus.	Abbaissent la queuë les uns & les autres : agissant ensemble, c'est-à-dire, un inférieur & un supérieur, ils la tirent de côté.

Fin de la Table Miologique.

ABBREGE'

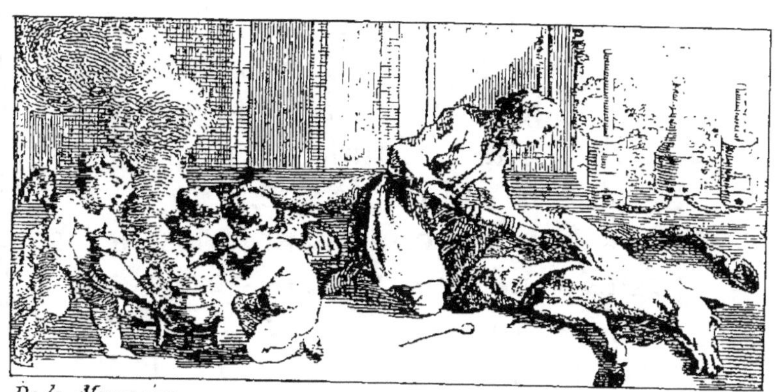

ABBRÉGÉ
ANGEIOLOGIQUE.

CHAPITRE PRE'MIER.

Des vaisseaux en général.

D. A définition que vous m'a-
vez donnée des vaisseaux ne
me suffiroit - elle pas pour
comprendre l'exposition que
vous allez en faire ?

R. Si dans le grand nombre de personnes qui sont même réputées sçavantes
il est une quantité de génies superfi-

Tome II. Part. I.   Z

ciels, ce n'est que parce qu'étonnées à la vûë des objets qu'il s'agissoit d'approfondir, elles se sont contentées de notions foibles, & à la faveur desquelles elles séduisent néanmoins l'ignorant qui les écoute.

La simple connoissance des noms & des fonctions générales des parties ne doit point être le terme de votre ambition ; plus vous avancez dans la carrière que vous avez à parcourir, plus vous trouverez de forces & de ressources dans vous-même : d'ailleurs vous avez éprouvé jusques à présent l'attention avec laquelle je saisis les moïens de vous éviter tout ce que l'étude à laquelle vous vous livrez a de dégoûtant & d'épineux, pour ne vous montrer que ce qu'elle a de curieux & d'interessant ; ainsi ne vous rebutez point, & suivez-moi dans la description abbrégée que j'entreprens des vaisseaux sanguins du Cheval, & dans l'explication de leur composition, de leurs différences & de leurs usages.

Vous sçavez qu'en général nous donnons le nom de vaisseaux à toutes celles des parties de l'Animal qui, formant des tuïaux plus ou moins longs

& d'un diamétre plus ou moins étendu, servent à contenir & à faire circuler les humeurs.

Les uns & les autres de ces canaux
sont désignés par des dénominations
tirées de leurs différences, & qui y
sont relatives ; ceux-ci sont en effet
appellés vaisseaux sanguins, ceux-là
vaisseaux limphatiques ; les uns vaisseaux nerveux, les autres sinus, vaisseaux laiteux, lactées, sécrétoires &
& excrétoires, &c. Mais l'Angeiologie ne nous conduit qu'à l'examen
des prémiers, je veux dire, de ceux
qui contenant le sang, le portent du
centre à la circonférence, & de la
circonférence au centre. C'est dans
ce mouvement, ignoré pendant une
longue suite de siécles, que consiste la
circulation ; & il n'est ainsi nommé que pour exprimer le cercle que
suit & que décrit le sang dans son
cours & dans sa marche.

Le cœur est le centre & le principal instrument de ce mouvement ;
il est conséquemment le principe &
le terme de tous les vaisseaux sanguins, de ceux par la voie desquels
ce fluide est répandu dans toutes

les extrémités de la machine, comme
de ceux par le moïen desquels il revient pour se rendre au lieu d'où il
est parti. Les prémiers, ainsi que vous
l'avez déjà vû, se nomment artères,
& les seconds sont ce que nous appellons les veines.

D. Le sang est porté par les artères du
cœur à toutes les extrémités, il est
rapporté par les veines de toutes ces
mêmes extrémités au cœur: mais pour
que ce transport se fasse ainsi, il est
donc nécessaire que les canaux soient
continus; car pourroit-il être opéré,
si les liqueurs s'échappoient & s'ex-
travasoient hors de ces vaisseaux par
leur interruption?

R. La continuité des vaisseaux artériels
& des vaisseaux veineux a été révo-
quée en doute, elle a même été ex-
pressément niée par nombre d'Auteurs, & spécialement par Lower &
par Bohn: mais leur imagination seule avoit sans doute décidé de l'intervalle qui séparoit, selon eux, les uns
& les autres de ces tuïaux. Les yeux
aidés du microscope ont en effet apperçu distinctément dans des animaux vivans les extrémités artérielles

& leur infertion immédiate dans
les canaux veineux. La voie de l'in-
jection a favorifé cette découverte dans
les cadavres, elle a été confirmée par
les obfervations de Leeuwenhoeck, de
Monfieur Hales, de Couper, & de
Chezelden, qui nous ont repréfenté
& détaillé dans diverfes figures la
manière différente & variée dont fe
fait & s'exécute cet abbouchement,
fans admettre entre ces tuïaux, à l'e-
xemple de quelques Médecins modernes, ni cavités glanduleufes, ni
veficules d'aucune forte. Dans un
fetus humain que j'ai injecté, & dont
je conferve la préparation, on voit
très-clairement la réünion des artères
mefenteriques avec les veines meferaï-
ques, & leur anaftomofe eft fenfiblement marquée. Convenons donc que
les veines font non-feulement corref-
pondantes aux artères, mais qu'elles
font conftamment & en général la
continuation & les féries des vaiffeaux artériels qui renferment le fang.
D. Cependant, malgré l'évidence de
la continuité de ces deux fortes de
vaiffeaux, vous admettez toûjours
une différence entre l'artère & la veine ?   Z iij

R. Oui, & il y en a beaucoup. Ce n'eſt
point ici le cas de remonter aux prémiers élémens des vaiſſeaux, de vous
en faire enviſager les fibres primitives, de vous prouver que les tuniques ou les parois de ces canaux ſont
elles-mêmes des tiſſus de vaiſſeaux,
& de chercher à deſcendre dans leurs
décroiſſemens graduels & infinis ; il
me ſuffira, ſans entrer dans la diſ-
cuſſion de la diverſité des opinions
que la ſtructure des artères a fait
éclorre, d'y reconnoître trois membranes : la prémière, ou l'externe,
eſt tendineuſe & très-forte : la ſeconde, ou la moïenne, eſt muſculaire &
compoſée de fibres circulaires, parmi
leſquelles il eſt quelques petits filets
obliquement tranſverſaux : la troiſième, ou l'interne, fort adhérente à
celle-ci, eſt ténuë, liſſe & polie, &
ſa ſurface intérieure eſt ſans ceſſe
humectée par une liqueur qui ſuinte
par des pores ; & toutes ces tuniques
ſont recouvertes par un tiſſu cellulaire qui ſoûtient une grande quantité
de vaiſſeaux, ce qui ſe voit plus ſenſiblement dans le Cheval que dans
l'homme, non-ſeulement au tronc de

l'aorte, mais dàns les prémières ramifications.

Quant aux veines, leur compofition & leur ftructure eft bien différente : le tiffu de leur membrane eft
infiniment plus mince, leur diamétre
eft plus large, leur fituation plus extérieure, leur nombre beaucoup plus
confidérable : elles font moins actives, elles n'ont point l'élafticité des
tuïaux artériels ; mais elles font fufceptibles d'une plus grande dilatation : leur prémière tunique revêtuë
d'un tiffu cellulaire, eft très-menuë :
la feconde eft mufculaire, fes fibres
font longitudinales & non circulaires, comme celles des artères : la troifième enfin eft infiniment unie &
différe de celle des canaux artériels,
en ce qu'elle prête davantage & qu'elle a beaucoup moins de fragilité.

D. Permettez que je vous faffe quelques
queftions. Qu'entendez-vous véritablement par élafticité ?

R. J'entens par élafticité ce reffort, cette force puiffante & naturelle par le
moïen de laquelle toutes les fibres
diftenduës à un certain point font
continuellement portées à revenir fur

elles-mêmes; & celles dont les tuniques des artères, principalement la moïenne ou la musculaire, font formées, ont particulièrement en elles ce principe d'action.

D. Mais les tuniques des veines font un compofé de fibres; or pourquoi feroient-elles privées de cette vertu & de cette contractilité dont les artères font pourvuës?

R. Je ne prétens point auffi qu'elles foient dépourvuës de cette faculté; mais je dis qu'elle eft moindre en elles, attendu la plus grande fineffe de leurs tuniques, qui réfultant & de la petiteffe & de la moindre quantité des fibres qui en forment le tiffu, ne peuvent conféquemment avoir à cet égard autant d'action & de jeu que les membranes des artères, dont le tiffu eft infiniment plus fort: ainfi les veines font proportionnément auffi élaftiques que les artères; mais le même degré de contraction n'étoit point effentiel & néceffaire à leurs fonctions, & nous ne remarquons point en elles ce mouvement alternatif & fenfible que nous obfervons dans les canaux artériels.

D. Qu'est-ce que ce mouvement alternatif & sensible ?

R. C'est celui que je vous ai déjà fait
entrevoir en vous parlant de la diastôle & de la systôle , c'est-à-dire, de
la dilatation ou de la contraction des
artères.

Pour en concevoir une idée juste ,
représentez-vous d'un côté un fluide
poussé avec force par le cœur, & qui
rencontrant un obstacle dans chaque
point des canaux qu'il parcourt, ré-
fléchit contre leurs parois , en étend
la circonférence , & en augmente le
diamétre; voilà ce que nous appellons la diastôle : imaginez d'une autre
part des tuïaux élastiques gonflés par
l'abord plus ou moins impétueux ,
par le choc & par la présence de ce
même fluide , mais dont les parois
écartées se rapprochent sur le champ
de leur axe; c'est ce que nous exprimons
par le mot de systôle, de manière que dans la contraction du
cœur, le sang chassé dans les artères
qu'il dilate agit immédiatement sur
elles , tandis que dans la dilatation
de ce viscère , ces mêmes artères en se
contractant réagissent immédiatement

fur lui : c'eſt ainſi que ces derniers agens conſervent à ce liquide la force qu'il a reçuë & qui l'entraîne.

D. Ce mouvement eſt très-clairement expliqué : cependant j'ai peine à comprendre comment il peut ſe faire que la diaſtôle ſoit égale & marquée au même inſtant dans toutes les parties du corps de l'Animal, ce dont cependant je ſuis convaincu ; car ſi je porte en même tems une main ſur le poitrail du Cheval un peu au deſſus du ſternum, & un doigt ſur l'artère du larmier, je ſens toûjours une vibration qui me frape également & au même moment, quoique je m'adreſſe à des parties éloignées & différentes ?

R. La diaſtôle paroît à la vérité égale, & marquée dans toutes les parties du corps de l'Animal ; eſt-il néanmoins certain qu'elle ait lieu au même inſtant dans toute l'étenduë des artères ? A ne conſidérer ces canaux qui participent toûjours du mouvement du cœur, que comme remplis du liquide qui leur eſt ſans ceſſe fourni par ce viſcère, on dira que lors de ſa contraction, le nouveau ſang lancé

doit chasser celui que contenoient ces
tuïaux, & que conséquemment cette dernière impulsion dont le mouvement & l'effort se communiquera
à toute la chaîne des molécules qui
circulent, qui se suivent & qui roulent les unes sur les autres, opérera
la dilatation générale des parois des
vaisseaux dont il s'agit ; mais cette
vérité, quelque apparente qu'elle soit,
n'est-elle pas inapplicable à notre espéce ? La plénitude des artères est-elle
le seul objet d'après lequel nous
devons déduire des conséquences, &
notre attention ne doit-elle pas se fixer, non - seulement sur la différence qui existe entre des tuïaux membraneux, actifs, élastiques, & des
tuïaux purement solides, durs &
inflexibles, mais encore sur la manière dont le sang est dardé par le cœur
dans ces cavités vasculaires ? Il ne les
parcourt pas en effet sans souffrir des
divisions. Le nombre des ramifications, la diminution de leur calibre
à mesure qu'elles s'éloignent, & du
centre, & de leur tronc, font autant de
points & d'obstacles contre lesquels les
colomnes sanguines viennent se briser ;

& comme elles ne peuvent vaincre & surmonter ces obstacles, à peine ont-elles frapé les parois artérielles d'un côté, qu'elles sont réfléchies de l'autre contre d'autres points de ces mêmes parois, & ce sont ces heurts différens d'où résulte principalement la dilatation des artères: or il semble, selon ces principes, que la diastôle doit être nécessairement successive, c'est-à-dire, que ce mouvement ne peut se faire que par progression dans toute la suite du systême artériel, & non en même tems. Ainsi, par exemple, la dilatation du tronc de l'aorte commencera incontestablement avant la dilatation des branches éloignées : que si la succession de ces mouvemens ne se manifeste pas sensiblement, sur tout lorsque les vaisseaux sont pleins & qu'ils renferment un sang compact, c'est par ce que leur rapidité & le peu de durée des intervalles ne nous permettent pas de sentir & de reconnoître cette inégalité.

D. Je me propose de vous faire une objection. Selon vous, les artères & les veines sont exactement continuës, elles ne forment qu'un seul & même canal : or est-il possible qu'un seul & même canal soit susceptible de contraction & de dilatation dans une de ses portions, & que l'autre en soit exempte, c'est-à-dire que je vous demande pourquoi il n'est point de mouvement alternatif dans les veines comme dans les artères ?

R. Vous avez déjà dû prévoir par les détails dans lesquels je suis entré, les principales raisons sur lesquelles on doit établir la solution de votre question ; mais il faut vous les présenter sous une forme encore plus lumineuse. Vous sçavez que le principe de l'aorte est à la base du cœur, & que le tronc de ce vaisseau est la source de cette multitude innombrable de ramifications artérielles, qui dispersées & répanduës dans toutes les parties du corps de l'Animal, y portent & y charient le sang. Vous m'objectez vous-même que l'origine des veines est à l'extrémité des artères, de manière qu'elles font une suite des ramifications artérielles : dispersées dans tous les lieux que parcourent les rameaux de l'aorte, elles reprennent le fluide pour le rapporter de la circon-

férence au centre, où elles se terminent par deux troncs qui s'ouvrent
& s'implantent dans l'oreillette droite.
La somme des artères & des artérioles, qui font le produit des divisions
& des sousdivisions multipliées de
l'aorte, excéde par sa capacité celle
du tronc commun, & les aires de
tous ces rameaux prises ensemble feront infiniment plus grandes que l'aire
du vaisseau principal. Il en fera de
même des ramifications veineuses ;
leur total réüni formera un volume
beaucoup plus confidérable que les
troncs qu'elles fourniffent: or les uns
& les autres de ces vaisseaux envifagés fous ce point de vûë, nous di-
rions que l'espéce de cône qui en réfulte & qu'ils forment eft tel que la
pointe eft au cœur, d'où nous con-
clurions que le fang artériel paffe à
chaque inftant d'un efpace étroit dans
un efpace plus large, tandis que la
marche du fang veineux fe fera d'un
efpace large dans un efpace plus
étroit. Mais prenons chaque branche
artérielle & chaque rameau veineux
en particulier ; il eft évident que ces
branches diminuënt toûjours en s'é-

loignant du tronc, & que ces rameaux groſſiſſent à proportion qu'ils
approchent du cœur. La pointe du
cône ſera donc, par rapport aux artères, à l'extrémité capillaire de chaque tuïau, & par rapport aux veines,
au principe de chaque canal veineux,
& non au tronc ou au cœur. Ainſi le
ſang porté aux extrémités du corps
du Cheval, dans le cours de chaque
ramification artérielle, enfilera toûjours des canaux plus étroits, tandis
que dans ſon retour il trouvera dans
le cours de chaque rameau veineux
un paſſage plus libre, puiſqu'il enfilera des canaux d'un diamétre plus
large : or vous comprenez que ſi le ſang
artériel chemine vers la pointe du
cône, il pénétre conſéquemment dans
des cavités plus étroites, qui lui préſentant & qui lui oppoſant une plus
grande réſiſtance, le contraignent à
en forcer les parois, qui réagiſſent à
leur tour ſur lui, vû la nature de
leurs fibres élaſtiques. Dans les veines au contraire qui le reçoivent immédiatement des artères, il eſt pouſſé
de la pointe du cône vers la baſe,
& à meſure qu'il s'éloigne de cette

pointe , il rencontre toûjours moins
d'obſtacle ; & comme il n'entre de
l'extrémité des canaux artériels dans
les extrémités veineuſes que globule
par globule, pour ainſi dire , & que
dans ſa progreſſion vers le centre , il
parcourt toûjours des eſpaces & des
diamétres plus conſidérables , dans
leſquels dès qu'il eſt arrivé il ſe diviſe à une plus groſſe maſſe , il ne ſçauroit dilater les vaiſſeaux qui le contiennent juſques à les porter à un
mouvement ſenſible : & telle eſt la
raiſon de ce mouvement de diaſtóle
& de ſyſtóle dans les artères , & du
défaut de ce mouvement dans les
veines.

D. Le ſang agit ſur les parois des artères en les dilatant, les parois des artères en ſe contractant réagiſſent ſur
le ſang , & de-là la cauſe de ſon
mouvement ſucceſſif , continuel &
non interrompu ; mais il n'eſt nulle
réaction ſenſible des parois des veines
ſur ce liquide : quelle eſt donc la force qui détermine ſon retour au cœur
par les tuïaux veineux ?

R. La marche du ſang dans les veines n'aura pour vous rien d'incompréhenſible ,

fi après avoir réfléchi fur les principes que je viens de vous tracer, vous
voulez en tirer des conféquences.

Je vous ai dit que le cœur dans
fa contraction pouffe le fang dans les
artères ; dans ce même moment les
artères font dilatées par l'abord du
fang pouffé, & elles fe contractent
auffi-tôt que le cœur fe dilate & reçoit
le fang qui revient fans ceffe. Il faut
donc conclure que le liquide paffe
des canaux artériels dans les veineux
pendant & après la contraction de
ce vifcère, puifqu'il ne peut enfiler
les prémiers de ces vaiffeaux fans
hâter la progreffion de celui qui le
précéde, & puifque dans l'inftant
qu'il y eft parvenu, ces mêmes vaiffeaux par l'effort de leur réaction fur
lui le chaffent toûjours en avant,
ce qui eft pleinement prouvé par l'abfence de ce fluide dans les artères de
l'Animal mort : ainfi le cours du fang
dans les tuïaux veineux, & conféquemment fon retour au cœur par
ces mêmes tuïaux, eft déterminé par
la contraction fucceffive du cœur &
des artères, fans que le mouvement
alternatif y foit néceffaire, mouve-

ment alternatif qui ne peut même exister dans ces vaisseaux, d'ailleurs lâches & incapables de résister aux forces dilatantes, puisque l'entrée du sang s'y fait toûjours avec une égale force, & que leur gonflement étant par conséquent continuellement égal, il ne peut y avoir de battement.

D. Mais le sang y circule-t'il avec la même vîtesse ?

R. Non, la circulation de ce liquide qui les remplit toûjours y est infiniment plus lente ; aussi y est-il soûtenu par des valvules.

D. Qu'est-ce que c'est que ces valvules ?

R. Ces valvules sont des membranes fines & transparentes, placées dans les cavités des vaisseaux veineux d'espace en espace, à distances inégales, & disposées de façon qu'elles s'ouvrent du côté du cœur & qu'elles ferment celui des extrémités, c'est-à-dire qu'elles ont le même usage que la soupape dans une pompe ou dans une autre machine hidraulique, puisque en permettant au sang de passer pour regagner le centre, elles l'empêchent de rétrograder & de retourner vers les parties d'où il y est

envoïé. Ces digues singulières &
vraiment sensibles sont différentes &
beaucoup moins épaisses que celles
du cœur ; mais solitaires , ou doubles , elles peuvent occuper tout le
canal en se dilatant : de plus il n'en
est pas dans toutes les veines , & on
n'en découvre ni dans les petites ramifications veineuses , ni dans celles
qui sont dans la capacité de la poitrine & du crâne , & elles sont plus
fréquentes dans les rameaux éloignés
du cœur & dans les gros troncs où
le sang est obligé de remonter per-
pendiculairement & contre son propre poids. Leur absence dans les vei-
nules & dans les vaisseaux des deux
cavités dont je viens de parler , est
plus que capable d'anéantir le sentiment des Auteurs qui les ont envisa-
gées comme autant de petits corps
musculeux & d'agens nécessaires , qui
par leur contraction obligeoient le liquide à circuler dans les tuïaux veineux.

Lorsque par la compression du
doigt , ou par la voie de la ligature ,
vous assujettissez la jugulaire du Cheval que vous voulez saigner , vous

appercevez clairement les valvules de cette veine qui rempe sous les tégumens ; car l'arrêt du sang produit au dessus de ces petites poches membraneuses une élevation & un gonflement très-visibles. Je n'ai garde d'omettre ici un fait particulier & qui me paroît important. Il n'est aucun Anatomiste du corps humain qui ait observé des valvules dans la veine porte ; tous les Auteurs déclarent unanimement au contraire que ce vaisseau , qui est un résultat de ceux de la rate, de l'épiploon , du mesentere , des intestins , du pancreas , en est totalement dépourvû. Je ne sçais si cette privation est réelle , ou si ces digues, peut-être existantes , mais imperceptibles , ont seulement échappé à leurs recherches : quoi qu'il en soit, il est très-certain qu'on les découvre sensiblement dans la veine porte du Cheval & dans ses branches capitales , comme par exemple dans la veine hemoroïdale. Je les y ai toûjours vû doubles, placées près de l'embouchure des ramifications collatérales, deux au dessus & deux au dessous de chaque ouverture. Leur position est donc

telle qu'elles s'opposent à la rétrogra-
dation du sang dans ces mêmes ramifications, & leur nécessité est évidente dans l'Animal, non-seulement
eu égard à la longueur considérable
des branches de cette veine, qui d'ailleurs sont incapables d'une contraction assez forte pour accélérer le mouvement progressif des fluides, mais
encore attendu leur éloignement de
l'action des muscles abdominaux, à
laquelle elles ne sont point aussi ex-
posées que dans l'homme, par ce que
le volume monstrueux des gros intestins amortit l'impression du jeu de
ces muscles, ce qui rend ces vaisseaux
susceptibles d'engorgemens, qui seroient encore plus fréquens sans la
présence de ces valvules.

D.   Je ne peux être par ce détail que
très-persuadé & très au fait de la différence des artères & des veines, soit
dans leur structure, soit dans leur
fonction ?

R.   J'ajoûterai que tous ces vaisseaux,
avant d'arriver à leurs dernières divisions, communiquent souvent ensemble, sçavoir, les artères avec les artères, les veines avec les veines ; &

A a iij

leur rencontre, qui fur tout eſt remarquable dans le cerveau, dans le
meſentere, &c. eſt ce que nous appellons anaſtomoſe. Au ſurplus, les
quatre vaiſſeaux principaux que j'ai
dit être à la baſe du cœur, étant ſéparés, & ſe portant dans des parties
différentes, les liqueurs qu'ils charient n'ont de communication que
dans le cœur. En effet, l'artère pulmonaire qui part du ventricule droit
porte le ſang dans les poumons, &
il y eſt immédiatement repris & rapporté par les veines pulmonaires dans
le ventricule gauche, tandis que l'aorte qui part du ventricule gauche porte dans tout le corps le ſang qu'elle
a reçu de ce ventricule, & il eſt rapporté par les deux veines caves dans
le ventricule droit pour en reſſortir
par l'artère pulmonaire: ainſi ce ſont
les mêmes liqueurs qui circulent,
mais par des canaux qui n'ont aucune relation les uns avec les autres.
Il eſt vrai qu'il y a dans le fetus une
communication établie entre ces vaiſſeaux & entre le ventricule droit &
le gauche ; & c'eſt ce que je vous
démontrerai dans la ſuite, lorſque je
traiterai de la ſtructure du cœur.

Enfin, la bafe de ce vifcère, qui dans le Cheval eft tournée en devant, eft percée de quatre ouvertures, qui font deux à chaque ventricule. L'une répond à une artère, l'autre répond à une veine ; mais celles qui répondent aux veines fe font par des parties membraneufes & particulières, que l'on appelle des oreillettes.

Des vais-
seaux en
ge'ne'ral,

L'oreillette droite répond à la veine cave & au ventricule droit, l'oreillette gauche aux veines pulmonaires & au ventricule gauche. Commençons la defcription de tous ces vaiffeaux, & fuivons-en la diftribution & les progrès.

CHAPITRE SECOND.

Des vaiffeaux en particulier.

DES VAISSEAUX PULMONAIRES.

Section prémiére.

D. L'Artère pulmonaire eft celle que vous m'avez dit partir du ventricule droit ?

A a iiij

R. Ouï , & aussi-tôt après sa sortie de ce ventricule , elle se porte obliquement en haut & en avant en joignant l'aorte : c'est ce que nous appellons le tronc de l'artère pulmonaire. Il a cinq ou six pouces d'étenduë. Il se partage ensuite en deux branches. Le volume de la gauche est plus considérable que celui de la droite ; mais dans l'Animal leur longueur est égale, vû la position du cœur dans le milieu de la poitrine. L'une & l'autre vont aux poumons , chacune de leur côté , où elles se divisent & se subdivisent à l'infini.

C'est de la partie antérieure & supérieure de ce tronc que sort le canal artériel, qui après un trajet d'environ un pouce , se rend au commencement de l'aorte postérieure dans le milieu de sa courbure. Ce canal dans l'homme a été découvert par Bôtal.

D. Est il plusieurs veines pulmonaires ?

R. Les veines pulmonaires sont au nombre de quatre, qui sortent, sçavoir , deux de chaque côté de l'oreillette gauche, oreillette aussi appellée le sac pulmonaire. Elles se plongent aussi-

tôt dans les poumons, où elles suivent les divisions & les ramifications
des artères du même nom, & dont
il est bon que vous sçachiez que le
diamétre est égal à celui des ramifications veineuses. Tous ces vaisseaux,
artères & veines accompagnent encore celles des branches, à l'extrémité
desquelles, c'est-à-dire, sur les vessicules pulmonaires, ils forment dans
le Cheval ainsi que dans l'homme un
réseau admirable.

D. Selon les principes que vous m'a-
vez donnés sur la circulation & sur
la structure des vaisseaux, les veines
sont une continuité des artères : or
pourquoi, en me décrivant les veines
pulmonaires, avancez-vous qu'elles
sortent de l'oreillette gauche ? c'est
contredire vos propres maximes ; car
dès que ces tuïaux ne sont qu'une
suite des canaux artériels, ils doivent
au contraire entrer dans ce sac & y
aboutir ?

R. Votre objection est très-juste : il est
certain que ces veines s'implantent
dans le sac pulmonaire, & que les
quatre troncs qui s'insérent aux quatre angles de ce même sac sont for-

més par la réünion d'une multitude de rameaux, qui venant de plufieurs endroits remplis du fang qu'ils ont reçu des artères, font convergens à mefure qu'ils approchent de leur terme, c'eft-à-dire, de l'oreillette gauche : mais fi , conformément à ces principes, je débutois dans l'expofition des veines par leurs rameaux, & fi de-là je paffois par leurs branches pour finir à leurs troncs , le nombre infini de ces rameaux & de ces branches vous arrêteroit infailliblement , & vous n'en concevriez que très-confufément l'origine ; au lieu qu'en les envifageant avant & hors de leur divifion, ou à leur entrée dans le cœur, la defcription que je vous en ferai fera infiniment plus fimple & plus nette.

D'ailleurs j'ai commencé par l'artère pulmonaire , qui du ventricule droit porte le fang dans les poumons. Ce même fang eft repris par les veines pulmonaires, qui le rapportent dans le ventricule gauche : de ce ventricule il eft porté dans toute l'étenduë du corps par l'aorte. Pourfui vons donc celle-ci : cet ordre ne fer

ni moins naturel, ni moins méthodique, puisqu'il ne m'écarte en aucune façon des loix du mouvement
circulaire.

DE L'AORTE.

SECTION SECONDE.

D. L Aorte est sans doute ce vaisseau
dont le volume est considérable,
& qui sort du ventricule gauche au
côté gauche de l'artère pulmonaire ?

R. Elle n'est d'abord qu'un seul tronc
de la longueur d'environ deux pouces, & c'est précisément cette étenduë
que l'on nomme le tronc de l'aorte.
De son principe naissent deux vaisseaux dont la fonction est de porter
la nourriture au cœur. Ces vaisseaux
sont appellés artères coronaires du
cœur. L'un d'eux regne & se distribuë le long de la face inférieure de
ce viscère, & l'autre le long de sa
face supérieure ; tous les deux dans
l'endroit du septum medium, & conséquemment entre les deux ventricules. Dans leur trajet ils fournissent
quantité de ramifications irrégulière-

ment difperfées, excepté la prémière, qui eft toûjours conftante, & qui chemine entre les oreillettes & le cœur même.

Ce tronc fe divife bientôt en deux branches remarquables, dont l'une s'éleve, fe contourne, & vient fe porter en arrière en faifant une courbure par deffus la divifion des artères pulmonaires : cette courbure forme dans l'homme la croffe de l'aorte, & cette branche, d'où réfulte dans lui ce que nous nommons l'aorte inférieure, fera celle que nous appellons l'aorte poftérieure dans le Cheval.

L'autre branche du tronc fera l'aorte antérieure, comparée à l'aorte fupérieure de l'homme, & vous verrez que de ces deux branches capitales & primitives en naiffent une quantité d'autres qui deviennent elles-mêmes autant de troncs particuliers d'une multitude d'autres ramifications différentes, qui pourroient être à leur tour envifagées comme de petits troncs d'où partent les plus petites artérioles : celles de toutes ces branches & de toutes ces ramifications les plus notables changent de nom à propor-

tion du chemin qu'elles décrivent, &
eu égard aux diverfes parties qu'elles
parcourent, qu'elles traverfent &
qu'elles arrofent.

L'aorte antérieure fe porte en avant
& par un feul tronc l'efpace de trois
ou quatre travers de doigt; & en cela elle différe de l'aorte fupérieure,
qui dans l'homme eft d'abord formée
par trois branches, c'eft-à-dire, par
la carotide gauche & par les fous-cla-
vieres. Ce tronc unique, avant fa
divifion en branches principales, fournit les artères mediaftines & tymiques,
c'eft-à-dire, de petits rameaux dont
les uns fe perdent dans le tymus &
les autres dans le mediaftin.

Parvenuë à l'extrémité antérieure
du fternum, elle fe divife en deux
branches; je les nomme artères axillaires, parce que ce font elles qui
paffent fous les ars & qui fe diftribuënt
dans toute l'extrémité antérieure de
l'Animal : elles répondent à celles
que les Anatomiftes du corps humain
appellent fous-clavières, & ce changemens de dénomination de ma part
m'a été fuggéré par l'abfence des clavicules dont l'Animal eft vifiblement

privé. Snape voudroit vainement nous persuader, dans son Hipposteologie, que le Cheval en est pourvû ; des points de fait de cette espéce sont aussi faciles à éclaircir, que propres à nous éclairer sur les erreurs grossières de ceux qui, incapables de consulter le livre original, se contentent de copier des relations infidéles, & ne font que de fausses applications. Quoi qu'il en soit, le diamétre de l'artère axillaire droite est infiniment plus étendu que celui de l'axillaire gauche, & c'est de la prémière que part une branche considérable qui forme le tronc des carotides.

La division de ce tronc en deux branches égales se fait à environ trois travers de doigt de sa naissance, & ces deux branches égales montent dans l'encolure & le long de la trachée artère jusques auprès de la base du crâne, sous le nom d'artères carotides. Là elles se divisent en internes & en externes, après avoir fourni dans leur chemin plusieurs ramifications irrégulières aux muscles du col & aux parties voisines.

A leur partie supérieure & antérieure, & avant leur division en interne & en externe, elles donnent plusieurs vaisseaux au larinx & entr'autre une branche assez remarquable, & qui se répandant principalement dans les glandes tyroïdes, mérite le nom d'artère tyroïdienne.

D. Quelles sont les divisions de la carotide externe ?

R. La carotide externe se divise en quatre branches, qui sont, la maxillaire interne, la maxillaire externe, la temporale & l'occipitale.

La prémière, je veux dire, l'artère maxillaire interne, chemine le long de la face interne de la mâchoire, & s'y divise en trois branches. La plus considérable entre dans le canal de la mâchoire pour se distribuer aux dents ; elle ressort par le trou mentonnier, & se perd dans les muscles des lévres. La seconde s'insinuë dans la substance de la langue sous le nom d'artère ranine, tandisque la troisième passe sur le bord de la mâchoire, & se porte en dehors au dessous du muscle masseter, où elle fournit d'abord une ramification qui marche tout le long de cette mâchoire

jufques à fon extrémité; elle fe rami-
fie enfuite elle-même, & fe répand
fur toute la partie externe & inférieure de la mâchoire antérieure & des
nafaux. Ses ramifications les plus dif-
tinctes font celles qui fe diftribuant
aux lévres, aux mufcles du nez, &
qui fe portant par le grand angle de
l'œil dans l'intérieur de l'orbite &
dans les paupières, fe nomment, les
prémières artères labiales, les fecondes artères nafales, & les troifièmes
artères angulaires.

L'artère maxillaire externe fe porte
fur la face externe de la mâchoire
poftérieure ; elle pénétre, elle fe diftribuë dans le mufcle maffeter, où
elle communique & s'anaftomofe avec
plufieurs autres vaiffeaux. Quelques-
unes des branches de celle-ci paffent
outre la mâchoire, vont dans la bouche, & fe diftribuënt aux gencives
& au palais: celles qui fe portent à
cette dernière partie s'appellent artères palatines.

L'artère temporale eft au deffous
& en dehors de l'apophife articulaire ou condiloïde de la mâchoire poftérieure, dans cet endroit que vulgairement

gairement on nomme les larmiers, & où l'on fent un battement. Elle s'introduit enfuite dans l'intérieur du mufcle maffeter, où elle fe divife en deux branches principales. La prémière fe porte le long de l'épine du maxillaire, & fe diftribuë aux mufcles voifins ; & à l'égard de la feconde, elle paffe fous l'arcade que j'ai appellée le pont jugal, gagne l'intérieur des falières, fe porte au mufcle crotaphite, à toutes les parties qui environnent l'œil, & à une portion de celles qui en dépendent.

DE L'AORTE.

Enfin l'occipitale, ou la quatriè-me branche de la carotide externe, fournit un rameau très-vifible que l'on nomme artère auriculaire, parce qu'il fe perd dans les mufcles de l'o-reille, & elle fe diftribuë enfuite aux mufcles de la tête.

D. L'artère carotide interne eft donc celle qui pénétre dans l'intérieur du crâne ?

R. Elle entre dans cette cavité par le conduit offeux du fphenoïde, & fort de ce canal à côté du léger enfon-cement qui répondant à ce que l'on nomme dans l'homme la felle tur-chique, peut être appellé la foffe pi-

tuitaire. A sa sortie du canal carotidal, elle laisse échapper des parties
latérales de ces troncs quelques petits rameaux, & entr'autres une branche particulière & plus sensible qui
marche le long de la face interne des
pariétaux, se distribuë dans toute
l'étenduë de la surface extérieure de
la dure mere, en se ramifiant jusques
sur le replis falciforme, où cette branche, que je nomme artère meningere,
se joint, s'unit & répond avec celle du
côté opposé. Là elle traverse les sinus
caverneux ou sphenoïdaux. A sa sortie
de ces sinus elle s'anastomose avec celle de l'autre côté, & elles se divisent l'u-
ne & l'autre en nombre de ramifications irrégulières, dont il en est qui se
plongent dans la substance du cerveau, tandisque d'autres rempent
dans les anfractuosités de ce viscère,
où elles sont soûtenuës par la pie mere,
qui reçoit aussi, de même que la dure mere, quelques-uns de ces vaisseaux. Celles de ces ramifications qui
s'élevent le plus communiquent avec
des rameaux des artères vertébrales. Il
est de plus un rameau de cette artère
carotide interne qui sort du crâne,

se porte dans le globe de l'œil, & pénétre dans la cornée en accompagnant le nerf optique.

L'axillaire gauche, dont le volume est, ainsi que je l'ai observé, moindre que celui de l'axillaire droite, attendu que celle-ci dès son commencement fournit de plus que l'autre le tronc carotidal, est semblable à l'axillaire droite dans tout le reste de ses divisions. Du principe de cette artère partent trois branches, dont la plus considérable & la prémière est l'artère vertébrale, la seconde l'artère thorachique interne, & la troisième l'intercostale commune.

L'artère vertébrale à deux ou trois travers de doigt de son origine, entre dans les vertébres cervicales par les trous qui sont à leurs apophises latérales, & chemine jusques dans l'intérieur du crâne, dans lequel elle entre au dessous des apophises condiloïdes par les trous que j'ai nommés condiloïdiens ou vertébraux. Parvenuë dans cette cavité, elle s'anastomose avec la vertébrale de l'autre côté, & de cette réünion naît le tronc vertébral, qui se subdivise de nouveau en nombre de ramifications, lesquelles s'infinuënt & pénétrent dans la substance du cervelet, & dont quelques - unes communiquent avec des rameaux de la carotide interne. Il en est encore deux plus régulières, qui du tronc vertébral viennent se plonger dans le canal de l'épine, en faveur de la moëlle épinière ; aussi les connoît-on sous le nom d'artères spinales. C'est aussi du tronc vertébral que part un petit rameau qui accompagne le nerf auditif dans l'organe de l'ouïe.

La thorachique interne se porte le long des parties internes & latérales du sternum en paffant sur les cartilages des côtes, où elle se distribuë aux muscles intercostaux & autres, &c.

Quant à l'intercostale commune, elle rentre, pour ainsi dire, dans la poitrine, & marche dans l'intervalle de la prémière & de la seconde côte, quelquefois même jusques à la troisième, en formant ainsi deux ou trois artères intercostales.

L'axillaire entièrement sortie du thorax ou de la poitrine par devant la prémière côte, va au dedans du bra; cependant avant d'avoir atteint cette partie, elle donne trois rameaux distingués par le nom d'artère cervicales, d'artère thorachique externe, & d'artère scapulaire.

Le trajet de la cervicale est en devant & au dedans de tous les muscles de l'encolure.

Celui de la thorachique externe se fait le long des parties latérales du thorax, & cette artère se distribuë à tous les muscles qui couvrent cette partie.

Enfin l'artère scapulaire marche entre l'épaule & la poitrine, & se porte également aux muscles de l'une & de l'autre, soit en dedans, soit en dehors de l'omoplate.

L'axillaire arrivée à la partie interne du bras perd la dénomination d'axillaire, & prend celle d'artère brachiale ou humérale.

A son commencement, près de la jonction de l'épaule avec le bras, elle laisse échapper quelques branches qui entourent cette articulation; de - là elle descend le long de la partie interne de l'humerus jusques au cou-

de, où l'on voit encore plusieurs autres ramifications qui s'en détachent
pour aller aux muscles voisins ; elle
passe ensuite sur la portion interne de
l'articulation du bras avec l'avant-
bras, se contourne en arrière, & gagne la partie postérieure du cubitus,
le long duquel elle se porte en descendant toûjours & en fournissant sans
cesse plusieurs rameaux aux muscles
qu'elle rencontre.

Les ramifications qui partent de
cette artère & qui entourent l'articulation du genou se nomment artères
poplitées.

D. Cette même artère en continuant
son trajet, aboutira sans doute au
pied ?

R. Le tronc de cette artère brachiale
passe derrière l'articulation dont je
viens de parler dans un anneau formé par l'os crochu & par un ligament
annulaire. Il rempe postérieurement
le long du canon jusques au dessus
du boulet ; là il se bifurque en deux
branches égales qui sortent de l'intérieur de la jambe, passent de chaque
côté de l'articulation du boulet, quoiqu'un peu en arrière, & descendent

le long de la partie poſtérieure du paturon juſques à la couronne.

Il naît de l'endroit de la bifurcation de cette artère brachiale un rameau aſſez conſidérable, qui deſtiné aux parties de l'articulation, fournit les artères articulaires ; & je nommerai celles qui réſultent de la bifurcation même artères latérales, attendu leur ſituation, laquelle eſt fixée, ſçavoir, une de chaque côté du boulet & du paturon.

D. Ces artères latérales ne ſe diviſent-elles point auſſi ?

R. Parvenuës à la couronne, elles ſe diviſent en deux branches, dont l'une, qui chemine poſtérieurement à l'autre, ſe plonge dans le pied & s'appelle artère plantaire : elle communique & s'anaſtomoſe avec celle du côté oppoſé. La ſeconde branche des latérales, qui chemine antérieurement à la plantaire, ſe porte au tour de la couronne ; & je la déſigne par le nom d'artère coronaire du pied. Son anaſtomoſe eſt encore plus ſenſible à la partie antérieure de la couronne, & tout autour de cette partie. Ses différentes ramifications ſont nombreu-

De l'aorte.

B b iiij

ſes, & ſe perdent dans tout le pied.

D. Vous avez, autant que je peux en juger, parcouru toutes les ramifications
ſenſibles de l'aorte antérieure, & vous
m'avez mis en droit d'exiger que vous
m'inſtruiſiez de la diſtribution de
l'aorte poſtérieure ?

R. La ſeconde partie de l'aorte que nous
avons nommée l'aorte poſtérieure,
après avoir décrit cette courbure que
j'ai dit former la croſſe, gagne le
corps des vertébres du dos, le long
duquel elle marche un peu à gauche
juſques dans l'abdomen.

Preſqu'au deſſous de ſa courbure
& de ſa partie inférieure, elle fournit quelques petites branches, dont les
prémières vont aux poumons ſous le
nom d'artères bronchiques, & les ſecondes à l'œſophage ſous celui d'artères œſophagiennes.

De la partie ſupérieure de cette
même aorte naiſſent dans le thorax
les artères intercoſtales au nombre de
quinze ou ſeize de chaque côté ſeulement, parce que les deux ou trois
prémières de ces artères dépendent
ordinairement d'un ſeul tronc, qui
vient, ainſi que je l'ai obſervé, des
artères axillaires.

D. Comment l'aorte postérieure sort-elle de la capacité du thorax ou de la poitrine ?

R. Elle passe par l'ouverture du diaphragme qui résulte de l'intervalle des deux piliers de ce muscle, & continuë son trajet sur les vertébres des lombes jusques à l'os sacrum.

Dès sa sortie par le diaphragme, ou dès son entrée dans l'abdomen, quelquefois dans son passage même, il en part un petit tronc qui se divise en deux ou trois rameaux qui se perdent dans le diaphragme, souvent aussi ces rameaux naissent séparément ; ils forment dans tous les cas les artères diaphragmatiques.

Un peu en arrière du lieu de sa sortie elle donne une branche remarquable, connuë sous le nom d'artère cœliaque. Celle-ci se divise aussi-tôt en trois branches, qui sont l'artère hépatique, l'artère gastrique, & l'artère splenique.

L'artère hépatique se porte dans le foie ; avant de se plonger dans ce viscère, elle fournit quelques rameaux qui se distribuënt au canal hépatique. Une branche plus considérable se

porte le long de la grande courbure de l'eſtomac , ſous le nom de gaſtro-épiploïque droite , vû qu'elle ſe
propage auſſi à l'épiploon. Enfin un
autre petit rameau gagne le pylore ,
ſous le nom d'artère pylorique.

La gaſtrique va dans la petite courbure de l'eſtomac , entre les deux
orifices , & ſe diſperſe dans la plus
grande partie de ce viſcère en s'anaſ-
tomoſant avec les autres artères dont
je parlerai.

L'artère ſplenique enfin gagne la
rate. Dans ſon trajet elle envoie quelques rameaux au pancreas qui prennent le nom d'artères pancreatiques ,
& en fournit quelques-autres au grand
cul de ſac de l'eſtomac , ſous celui de
vaſa brevia , vaiſſeaux courts. Il en
eſt une plus remarquable qui va à
l'épiploon & à ce viſcère , nommée
gaſtro - épiploïque gauche , & qui
communique le long de ſa grande
courbure avec de ſemblables artères
du côté oppoſé , ſous le nom d'artère
gaſtro-épiploïque droite.

Trois doigts environ au deſſous de
la cœliaque , & toûjours de la partie
inférieure de l'aorte , part un tronc

considérable. Ce tronc est le principe de la mesenterique antérieure. Là
cette artère se trouve constamment
très-dilatée, tortueuse ; & l'on prendroit cette dilatation pour une dilatation anevrismale ou contre nature,
si cette singularité ne s'observoit pas
également dans tous les Chevaux.

C'est de ce tronc dilaté que naissent tous les vaisseaux qui se distribuënt au mesentere & aux intestins
sous le nom d'artères mesenteriques
antérieures. Ils ne sont pas tous d'un
volume égal : le plus grand nombre,
qui est assez petit, est réservé aux intestins grêles , excepté quelques-uns
qui vont à l'épiploon,& quelquefois
à l'estomac.

Les autres branches plus notables
de la mesenterique antérieure sont
destinées pour les gros intestins, &
une d'entr'elles s'anastomose , ainsi
que dans l'homme, avec un rameau
de la mesenterique postérieure.

En arrière de cette artère mesenterique antérieure l'aorte fournit de ses
parties latérales, & de chaque côté,
un autre tronc d'artères nommées
émulgentes ou rénales , parce qu'elles

se plongent tout de suite dans les reins. Dès leur principe elles donnent une petite branche qui va aux glandes surrénales ou aux capsules atrabilaires, d'où cette branche est nommée artère capsulaire ou surrénale.

Cinq à six travers de doigt après, & en arrière des émulgentes, sort aussi de l'aorte la mesenterique postérieure, qui est beaucoup moindre que l'antérieure. Elle se répand entièrement dans les gros intestins. C'est une des prémières divisions de cette artère qui remonte & qui s'anastomose avec une branche de la mesenterique antérieure, ou, si vous le voulez, avec une branche de la grande mesenterique: les dernières se portent au rectum, & jusques à l'anus, en prenant le nom d'artères hémoroïdales.

Un peu après celle-ci, & toûjours en arrière, naissent les deux artères spermatiques. Ces artères, dans le Cheval, sortent de l'abdomen par l'anneau de l'oblique externe, & arrivées aux testicules, elles se divisent en plusieurs branches, dont les unes vont à l'épididime ou aux parastates,

& les autres aux testicules mêmes.
Dans la Jument, la naissance de ces
deux artères est quelquefois avant la
petite mesenterique, ou la mesenterique postérieure, & elles se portent
par un trajet plus court aux ovaires,
où elles se distribuënt de même qu'aux
parties latérales de la matrice, ou à
ses cornes.

Dans tout l'abdomen l'aorte fournit de sa partie supérieure seulement
& de chaque côté cinq ou six rameaux
qui se perdent dans les lombes, principalement dans les muscles de l'abdomen, & qui sont désignés par la
dénomination d'artères lombaires.

Ce n'est pas tout. L'aorte parvenuë
à la dernière de ces vertébres se partage en quatre branches dont les deux
prémières sont les iliaques externes,
& les deux secondes les iliaques internes ; au lieu que dans l'homme elle
se divise simplement en deux branches
nommées iliaques communes, qui se
subdivisent ensuite plus bas en externes & en internes.

L'iliaque interne dès son commencement, ou peu de tems après son
origine, donne quatre ou cinq rameaux
assez remarquables.

Le prémier de ces rameaux fe divife d'abord en trois ramifications ,
dont l'une paffe de chaque côté fous
les ureteres, gagne les parties latérales
de la veffie , & fe porte jufques fur le
fond de cette partie , où elle fe confond avec celle de l'autre côté dans
l'ouraque. L'une & l'autre font les artères ombilicales, parce que dans le
fetus elles forment le cordon ombilical ; mais leur difpofition n'eft pas la
même dans le Cheval. Ces artères
oblitérées fe terminent & aboutiffent
entièrement fur le fommet de la veffie, ce que j'envifage dans l'Animal
comme une particularité ; car dans
l'homme ces mêmes vaiffeaux également oblitérés paroiffent clairement
& diftinctément fe porter jufques à
l'ombilic.

La feconde ramification de cette
prémière artère fe porte en deffous,
près de la tuberofité de l'ifchion, où elle
entre dans la racine du corps caverneux qu'elle parcourt dans toute fon
étenduë : je l'appelle, dans l'Animal,
l'artère caverneufe , & on la nomme
l'artère honteufe interne dans l'homme.

La troisième enfin sort du bassin
par devant les os pubis , & se disperse dans les parties externes de la
génération : je crois devoir lui donner le nom d'artère honteuse externe
prémière dans le Cheval, & la regarder dans la Jument comme l'artère
mammaire , attendu que dans elle
elle se distribuë aux mammelles , ainsi qu'aux parties de la génération.

D. Quel est le trajet du second rameau
de l'artère iliaque interne ?

R. Ce second rameau , qui est très-
considérable, traverse l'intervalle qui
est entre l'os sacrum & les os des
íles , pour se rendre dans tous les
muscles fessiers & dans tous les autres muscles de la cuisse ; il produit
conséquemment les artères fessières.

Le troisième passe par la même ouverture , mais plus près de l'os ischion ,
& se distribuë pareillement aux muscles de la cuisse , sous le nom d'artère sciatique, vû son passage près de
l'os ischion : il fournit encore des ramifications dans les muscles de la
queuë , connuës par la dénomination
d'artères coccygiennes.

Le troisième rameau des iliaques

internes eſt l'artère obturátrice : elle marche à côté des veſſicules ſémina-les & de la veſſie, pour ſortir du baſ-ſin par le trou ovalaire en perçant les muſcles obturateurs, après quoi elle va d'un côté ſe répandre ſur les parties externes du membre, & de l'autre dans les muſcles de la partie interne de la cuiſſe.

D. Vous avez encore à m'entretenir des diviſions de l'iliaque externe ?

R. L'iliaque externe fournit dès ſon origine un rameau appellé l'artère petite iliaque, attendu qu'elle ſe perd dans le muſcle iliaque & dans les parties voiſines. Elle fait enſuite un trajet conſidérable le long des parties latérales du baſſin, ſur le bord duquel elle paſſe pour ſortir de l'abdomen par deſſus l'arcade crurale ; dès-lors elle prend le nom d'artère crurale, parce qu'elle ſe porte le long de la partie interne de la cuiſſe. Dans ſon paſſage au deſſus des muſcles de l'ab-domen, elle donne une artère qui re-gne le long de la face interne du muſcle droit : cette artère, qui dans l'homme ſe nomme epigaſtrique, au-ra le nom d'abdominale dans le Cheval.   Auſſi-tôt

Aussi-tôt après sa sortie par l'arca- De l'aor-
de, elle envoïe de petites ramifications
aux parties externes de la génération : te.
elles peuvent être dites dans le Cheval artères honteuses externes secondes, & quelques-uns de leurs rameaux
se distribuënt aussi aux mammelles
dans la Jument.

Quelques-autres se répandent aussi
dans les glandes inguinales & dans
les tégumens.

Peu d'espace après, cette même
artère crurale laisse échapper environ
deux ou trois branches qui se perdent
dans les muscles de la cuisse, & qui
par cette raison sont les artères musculaires : ensuite, & à la partie inférieure, elle se contourne pour passer
derrière le femur ; & dès qu'elle approche de l'articulation de cet os avec
le tibia, il en part quelques ramifications que l'on appelle artères articulaires.

Elle poursuit sa route en descendant le long de la partie postérieure
du tibia : là elle change de dénomination, & n'est plus connuë que par
celle d'artère tibiale, & dans sa progression le long de cet os elle fournit

aux parties qui l'avoisinent quelques rameaux irréguliers. Est-elle arrivée jusques à l'articulation de ce même os avec le canon ? elle se jette dans la partie interne de cet article, pour passer dans un ligament annulaire très-fort, au sortir duquel elle regagne la partie postérieure de l'os du canon, par dessous les tendons des muscles fléchisseurs du pied, où elle se bifurque comme à l'extrémité antérieure, & se divise en deux branches que je nomme de même les artères latérales, & qui regnent aussi à côté de l'articulation du boulet & le long du paturon jusques à la couronne. Rappellez-vous ce que je vous ai dit sur leurs divisions en plantaires & coronaires, & sur leurs anastomoses entre elles ; & il ne vous restera rien à desirer sur la marche de tous les vaisseaux artériels, dont l'aorte est toûjours le tronc principal.

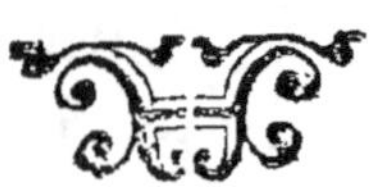

DES VEINES.

SECTION TROISIÉME.

D. LES vaisseaux veineux exigent-ils un aussi long détail que les canaux, qui sont une suite & une dépendance de l'aorte ?

R. Si nous n'envisageons pas les veines coronaires du cœur, qui sont, ainsi que leurs artères, au nombre de deux, qui en suivent le trajet, & qui sortent directement & immédiatement de l'oreillette droite de ce viscère, une supérieurement & l'autre inférieurement ; & si nous en exceptons aussi les veines pulmonaires, nous pouvons dire que tout le sistême veineux se réduit à deux troncs capitaux que l'on nomme veines caves, & dont l'une est antérieure & l'autre postérieure.

La veine cave antérieure part de la partie antérieure & supérieure de l'oreillette droite, & forme un tronc très-considérable qui monte & s'éleve au côté droit de l'aorte antérieure jusqu'auprès de sa division en axillaire, au devant de laquelle, & dírectement à fa fortie du thorax par deſſus le ſternum, elle ſe partage en quatre branches principales, après en avoir néanmoins fourni de ſon propre tronc quatre ou cinq autres.

La prémière de ces branches primordialement fournies vient de ſa partie ſupérieure, & dès ſa fortie de l'oreillette; c'eſt la veine azigos, qui ſe porte en arrière le long du corps des vertébres dorſales, un peu du côté droit, & qui ſe termine environ à la dernière de ces vertébres. Cette veine eſt formée par la jonction de toutes les intercoſtales qui aboutiſſent de chaque côté dans ce tronc.

La ſeconde & la troiſième de ces mêmes branches, qui naiſſent auſſi de la partie ſupérieure du tronc de la veine cave, ſont les veines vertébrales, qui accompagnent juſques dans le cerveau les artères du même nom, en paſſant comme elles par les trous des apophiſes latérales des vertébres cervicales : & en entrant dans le crâne par les trous condiloïdiens ou vertébraux, elles aboutiſſent aux ſinus occipitaux, & fourniſſent dans leur trajet plusieurs ramifications, qui répondant dans la moëlle de l'épine se nommeront veines spinales. D'autres rameaux, qui sont les veines thorachiques internes, partent de la partie extérieure & suivent pareillement leurs artères le long des portions internes & latérales du sternum, tandisque quelques petites ramifications vont au tymus & au mediastin, & celles-ci sont les veines tymiques & mediastines.

Le tronc de la jugulaire après s'être séparé de la veine cave, s'éleve antérieurement & latéralement le long de l'encolure, elle suit beaucoup plus extérieurement que les carotides les côtés de la trachée artère. Dans ce trajet elle fournit quelques ramifications aux parties voisines; mais leur distribution varie & n'a rien de régulier. Parvenuë près de la tuberosité de la mâchoire, communément à trois ou quatre doigts en dessous & en arrière de cette tuberosité, il s'en détache une branche remarquable, & qui se distingue même à l'extérieur, pour peu que la jugulaire soit gonflée : j'appellerai cette branche la veine maxillaire interne, puifqu'elle fe porte en dedans de la mâchoire & fous l'auge. Elle répondroit par fa fituation à celle que l'on appelle dans l'homme la veine jugulaire externe; mais les diftributions en font fort différentes, car dans nous toutes les veines externes de la tête vont fe dégorger dans le feul tronc de la jugulaire externe, tandifque dans le Cheval elles fe rendent féparément & en divers endroits dans la jugulaire interne.

Cette même branche fe divife en trois rameaux.

Le prémier entre dans le canal de la mâchoire, & reffort par le trou mentonnier.

Le fecond, non moins confidérable, pénétre la fubftance de la langue, & forme cette veine que l'on nomme ranule, & que quelques perfonnes ouvrent à la portion inférieure de cette partie.

Enfin le troifième, que l'on peut regarder comme la continuation du tronc, paffe par deffus le bord de la mâchoire, gagne fa face externe en deffous ou plus bas que le mufcle

masseter, & se répand sur tout l'extérieur de la tête, en se distribuant, sçavoir, aux lévres antérieures ou postérieures, sous le nom de veines labiales;
au nez & aux narines externes, sous le
nom de nasales ; aux parties externes
de l'œil, comme aux paupières & aux
parties latérales du chamfrain, sous
celui de veines angulaires, & en ne
s'éloignant, en un mot, en aucune façon de la route que tiennent les artères.

Après cette prémière branche, la
jugulaire monte près de la tête, & en
fournit trois autres, qui font la maxillaire externe, la temporale & l'occipitale.

La maxillaire externe après avoir
cheminé sur la face externe de la mâchoire, se plonge dans le masseter,
& s'y distribuë de même qu'aux parties voisines. Ce font des ramifications de celle-ci qui pénétrent dans
la bouche & se répandent dans le
palais sous le nom de veines palatines. Les Maréchaux les ouvrent avec
la corne.

La temporale, qui n'eft autre chose que ce que vulgairement on appelle
la veine du larmier, traverse le mus-

cle maſſeter au deſſous & en dehors de l'apophiſe condiloïde de la mâchoire, ſe porte par deſſous le pont jugal dans les ſalières, & ſe diſtribuë au muſcle crotaphite & à toutes les parties de l'œil, ainſi que ſon artère.

Quant à la veine occipitale, elle fournit quelques branches à l'oreille, que l'on peut définir veines auriculaires, & ſe perd enſuite dans les muſcles de la tête.

Le tronc de la jugulaire entre enfin dans la cavité du crâne par les fentes ou les trous déchirés, & elle s'y termine, puiſqu'elle aboutit au ſinus latéral dont elle reçoit le ſang.

D. Les veines jugulaires ſont ſans doute deux de ces quatre branches principales que vous avez dit provenir directement de la veine cave, à ſa ſortie du thorax : quelles ſeront donc les autres ?

R. La veine axillaire ſera une de ces principales diviſions ; elle marche par devant les artères axillaires : & je remarquerai que l'une & l'autre de ces veines axillaires ſont égales en longueur, attendu que dans l'Ani-

mal la veine cave ne ſe diviſe que
lorſqu'elle eſt parvenuë au milieu de la
poitrine, ou plutôt à ſa ſortie, au deſſus du ſternum; au lieu que dans l'homme ce vaiſſeau conſervant ſa ſituation à
droit, la ſous-clavière gauche a plus
de trajet à faire, & eſt conſéquemment plus longue que la ſous-clavière
droite. C'eſt quelquefois des axillaires que partent les veines thorachiques
internes; mais le plus ſouvent elles
naiſſent de la veine cave, ainſi que
je l'ai dit.

Quoi qu'il en ſoit, la veine axillaire ſort du thorax en paſſant ſur le
bord de la prémière côte, & gagne
la partie interne de l'épaule & des ars.

Elle donne ici la cervicale, la thorachique externe & la ſcapulaire.

La cervicale monte & ſe diſtribuë
aux muſcles de l'encolure.

La thorachique externe ſe porte extérieurement le long de la partie latérale de la poitrine, & forme la veine
communément appellée la veine de
l'éperon; c'eſt un vaiſſeau très-ſen-
ſible & très-apparent.

La ſcapulaire chemine en dedans
de l'omoplate, entre cette partie & les

côtes, & se répand dans tous les muscles des environs, tant en dedans qu'en dehors de l'épaule.

L'axillaire atteint enfin la partie interne de l'articulation du bras avec l'omoplate, & descend le long de la partie latérale de l'humerus, où elle prend le nom de veine brachiale ou humérale.

Près de la partie supérieure de cet os elle envoïe quelques ramifications à cette articulation; mais il s'en détache une plus considérable qui va toûjours en descendant le long de la partie latérale interne de cette extrémité : elle est extérieurement visible, & nous l'appellons vulgairement veine des ars : elle forme la cephalique dans l'homme.

Parvenuë à l'articulation du coude, elle se porte à la partie latérale interne, vient en descendant à la partie postérieure du cubitus, & poursuit son trajet le long de cet os, pour passer dans le ligament annulaire qui forme avec l'os crochu une arcade particulière. Là elle laisse échapper quelques ramifications que l'on nomme veines poplitées, après quoi elle continuë sa route le long de la partie posté-

rieure du canon, & un peu plus du
côté interne jufques auprès du boulet : elle s'y divife en deux branches
nommées veines latérales, une à droit
& l'autre à gauche.

A l'endroit de cette divifion partent quelques rameaux : l'un d'eux remonte jufques auprès du genou en fe
perdant dans les mufcles du canon, &
peut être appellé veine mufculaire,
tandifque les autres, qui entourent
l'articulation du boulet, fe nommeront veines articulaires.

Chacune de ces branches ou de
ces veines latérales defcend le long
du paturon, & ce font ces mêmes veines que les Maréchaux appellent les
veines du paturon.

Arrivées à la couronne, elles fe partagent en deux branches, l'une antérieure, l'autre poftérieure.

La prémière, qui fait le tour de la
couronne en s'anaftomofant avec celle
du côté oppofé, fe nomme veine coronaire, & fe diftribuë à toute la circonférence du pied dans l'intérieur
du fabot. On ouvre ce vaiffeau lorfqu'on faigne l'Animal en pince.

La feconde, ou la poftérieure, eft

la veine plantaire, qui se plonge dans la partie postérieure du pied, où elle s'anastomose aussi avec celle du côté opposé.

Passons maintenant à la veine cave postérieure. Elle sort du cœur par la partie postérieure de l'oreillette droite, à l'opposite de la veine cave antérieure, & se porte horizontalement l'espace de quatre ou cinq travers de doigt jusques au diaphragme, qu'elle traverse dans son centre tendineux ou aponevrotique, plus dans le milieu de ce centre que dans l'homme.

Dans son passage elle fournit à ce muscle deux ou trois branches appellées veines diaphragmatiques. Leur trajet dans cette partie se fait d'une manière particulière : elles semblent en effet n'être formées que par un intervalle dans l'aponevrose ou le centre nerveux, à peu près comme les sinus de la dure mere, de façon qu'on ne peut absolument point séparer les tuniques de ces veines, qui paroissent confonduës avec les fibres même du diaphragme.

Immédiatement à sa sortie de cette partie elle passe dessous le foie en pé-

nétrant légèrement ſa ſubſtance, &
y envoïe ou y laiſſe trois ou quatre DES
rameaux aſſez remarquables. Ces ra- VEINES.
meaux ne ſont autre choſe que les
veines hépatiques : elles ſe plongent
dans ce viſcère, une à droit, l'autre à
gauche, & la troiſième dans le milieu.

Cette même veine cave poſtérieure
hors de deſſous le foie s'étend de
droit à gauche & de bas en haut,
pour atteindre le corps des vertébres
des lombes, & pour s'y unir à l'aorte,
qu'elle accompagne juſques à l'os ſacrum en ſuivant toûjours le côté
droit.

A l'endroit & au lieu de la naiſ-
ſance des artères émulgentes elle fournit deux vaiſſeaux qui portent le même nom, & qui vont l'un à droit &
l'autre à gauche pour ſe diſtribuer à
chaque rein. J'obſerverai que la veine émulgente ou rénale gauche eſt
plus longue, vû que le chemin qu'elle
doit faire eſt plus étendu, puiſqu'elle
paſſe par deſſus l'aorte.

Du principe de ces veines part une
petite branche qui eſt deſtinée à la
capſule atrabilaire : on lui donne le

nom de veine capſulaire. Quelquefois auſſi cette petite branche ſort du
tronc de la veine cave, principalement & plus fréquemment du côté
droit.

A quelque diſtance & en arrière
de ces mêmes émulgentes, les deux
veines ſpermatiques naiſſent de la
partie inférieure de la veine cave : elles s'écartent d'abord de leur origine
en cheminant obliquement en dehors
& en arrière, pour joindre les artères
nommées de même. Dans le Cheval,
elles les conduiſent juſques aux teſti-
cules, en ſortant de l'abdomen par
l'anneau des muſcles obliques ; &
dans la Jument, elles ne paſſent point
outre la capacité du bas ventre, elles
ſe terminent à l'ovaire : elles n'ont par
conſéquent pas autant de longueur
dans celles - ci ; mais le diamétre en
eſt plus conſidérable, ſur tout ·dans
les Jumens qui ont porté. Il eſt bon
auſſi de vous faire remarquer qu'il
arrive aſſez ſouvent que la veine ſpermatique droite tire ſon origine de la
veine cave, tandiſque la ſpermatique
gauche part & naît de l'émulgente.

Enſuite des veines ſpermatiques

viennent les veines lombaires, qui sortent de chaque côté & de la partie supérieure de la veine cave, pour se perdre dans les muscles des lombes & de l'abdomen.

D. Sans doute que vous arriverez bientôt aux iliaques ?

R. Le tronc de la veine cave postérieure parvenu à la dernière vertébre lombaire se bifurque & se divise en effet en deux branches appellées veines iliaques communes. Plus loin, chacune de ces branches se subdivise encore en deux, que l'on distingue en iliaque interne & en iliaque externe : ainsi, quant aux veines, leur division & leur subdivision ne différent point de celles de l'homme.

L'iliaque interne est formée de quatre ou cinq rameaux, qui quelquefois naissent séparément, & d'autres fois d'un seul tronc.

Le prémier de ces rameaux se distribuë aux parties du bassin, comme à la vessie, aux vessicules séminales dans le Cheval, au vagin dans la Jument, & il envoïe des ramifications au membre de l'Animal, dont les unes entrent par les racines du corps caverneux, comme les artères : je les nomme veines caverneuses : & dont les autres passent sous la symphise des os pubis, rempent sur le dos du membre, & se distribuënt dans sa substance.

Le second & le troisième sortent du bassin par l'intervalle qui est postérieurement entre l'os sacrum & les os des îles : celui-ci, qui marche près de l'os ischion, & qui d'ailleurs se perd dans les muscles de la cuisse, forme la veine sciatique, tandis que l'autre, qui se porte aux muscles fessiers, est dénommé la veine fessière.

Le quatrième rameau de cette iliaque interne s'échappe hors du bassin par le trou ovalaire, en perçant les muscles obturateurs, & de-là son nom de veine obturatrice. C'est cette même veine qui se distribuë en plus grande partie sur le membre de l'Animal, où on la voit remper par un plexus singulier & considérable qui communique avec les honteuses externes.

L'iliaque externe donne dès son commencement, & de sa partie externe même, une branche que l'on nomme

me petite iliaque, & qui se plonge
dans les muscles iliaques, ainsi que
dans les autres parties voisines. Elle
sort ensuite de l'abdomen par l'arcade crurale. Dans ce passage elle fournit la veine abdominale, qui marche
le long de la face interne du muscle
droit, auquel elle se distribuë, & qui
se plonge en même tems dans les parties qui en sont les plus prochaines.

Sortie de cette arcade, elle produit
plusieurs petites branches, dont les
plus remarquables s'appellent veines
honteuses externes, parce qu'elles se
dispersent dans les parties extérieures
de la génération : elles communiquent, ainsi que je l'ai dit, avec les
rameaux de l'obturatrice. Plusieurs
ramifications de ces veines vont aux
mammelles dans les Jumens, & on
pourroit les nommer mammaires : &
quant aux autres petits vaisseaux, ils
se portent aux glandes inguinales, à
la graisse & à la peau.

L'iliaque externe arrivée à la cuisse prend le nom de veine crurale.
Elle descend le long de la partie interne, & gagne obliquement la partie
postérieure.

Tome II. Part. I.   **Dd**

Dans son trajet elle envoïe aux muscles de la cuisse deux ou trois branches connuës par la dénomination de veines musculaires; mais il en est une particulière qui naît de la partie supérieure de la crurale, & qui chemine en descendant le long de la partie interne de la cuisse & de la jambe, & si extérieurement, que non-seulement elle est très-sensible au toucher, mais qu'elle est visible & fort apparente. On peut dire qu'elle répond à celle que j'ai appellée veine des ars en parlant de l'extrémité antérieure, & je la nomme veine saphêne.

Enfin la crurale passe derrière l'articulation du femur avec le tibia, où elle laisse échapper quelques branches, qui peuvent être nommées veines articulaires : elle parvient ensuite au jarret en gagnant la partie interne de cette articulation, & elle y arrive après avoir obtenu le nom de tibiale dans son trajet le long du tibia, trajet dans lequel elle donne des veines aux muscles voisins.

Lorsqu'elle a franchi cette articulation, elle descend postérieurement le

long du canon, toûjours un peu plus
du côté interne, & marche ainsi jufques auprès du boulet. Elle fe divife en deux branches nommées veines
latérales, ou vulgairement veines du
paturon. De cette bifurcation fe détachent quelques-autres branches,
dont les unes remontent & vont aux
parties qui entourent le canon, tandis que les autres fe perdent dans
l'articulation. A l'égard des veines
latérales, elles fe portent de chaque
côté par deffus le boulet & le long
du paturon jufques à la couronne, où
elles fe partagent comme à l'extrémité antérieure, & fe divifent en coronaires & en plantaires, en s'anaftomofant ainfi que je l'ai obfervé.

DE LA VEINE PORTE.

SECTION QUATRIÉME.

D. SI les deux veines caves, fçavoir,
l'antérieure & la poftérieure, rapportent au cœur le fang qui a été dif-
tribué par l'aorte dans toute la circonférence, quel eft donc l'office de

cette veine que j'ai ouï nommer la veine porte ?

R. La veine porte, ainsi appellée attendu son entrée dans le foie par cet endroit qui donne passage à tous les vaisseaux de ce viscère, & que les Anciens appelloient la porte du foie, fait à l'égard de cette partie fonction d'artère : elle favorise une circulation particulière, & ne se joint à la veine cave que comme les artères se joignent aux veines, c'est-à-dire, par l'extrémité de ses ramifications.

La structure de ce vaisseau est telle qu'on ne peut en saisir, pour ainsi dire, ni le commencement ni la fin : ce ne sont en effet que des extrémités de ramifications, qui reçoivent le sang d'un côté pour s'en décharger par l'autre.

Celui de tous les viscères du bas ventre contenus dans le peritoine, c'est-à-dire celui de l'estomac, de la rate, de l'épiploon, du mesentere & des intestins, lui est transmis : elle répond conséquemment à l'artère cœliaque & aux deux artères mesenteriques, & en rapporte le sang au foie. Pour cet effet, elle est composée d'un seul

& unique canal , que l'on appelle le
tronc ou le sinus de la veine porte ,
& de quantité de branches qui aboutissent aux deux extrémités de ce
tronc. Il est placé au dessous du foie
& de l'estomac , dans l'endroit où ces
deux viscères se joignent & communiquent par leurs vaisseaux.

La partie qui répond aux artères
que je viens de nommer est la plus
considérable ; aussi lui a-t'on donné
le nom de grande veine porte , ou de
veine porte ventrale , à la différence
de l'autre extrémité , qui répond seulement au foie , dont les divisions sont
moins étenduës , & que l'on désigne
par la dénomination de petite veine
porte , ou de veine porte hépatique.

Toutes les ramifications de la grande veine porte sont fort irrégulières
dans le Cheval , & il seroit difficile
de les distinguer comme dans l'homme en grande & petite meseraïque.
On y discerne simplement la veine
splénique , qui est un rameau assez
considérable , & qui sort du tronc le
prémier pour se distribuer à la rate.

C'est de ce même rameau que partent les veines qui vont au fond de

l'eſtomac former les vaiſſeaux courts, ainſi que d'autres branches, qui regnant le long de la grande courbure, compoſent les veines gaſtro-épiploïques gauches, veines qui s'anaſtomoſent avec de petits rameaux nommés gaſtro-épiploïques droites, leſquels dépendent des prémières diviſions des meſenteriques.

On donne pareillement le nom de veines gaſtriques à celles de ces branches qui ſuivent l'artère gaſtrique dans la petite courbure; mais il eſt impoſſible d'aſſigner préciſément à ces veines une origine conſtante, à moins que l'on ne diſe qu'elles partent toûjours & invariablement de la grande meſenterique. Le reſte de cette grande veine porte eſt deſtiné à parcourir l'étenduë du meſentere, du meſocolon, pour ſe diſtribuer aux inteſtins, à l'anus, &c. & ce ſont ces dernières qui répondant aux artères hemoroïdales, retiennent le même nom.

Le tronc fait un chemin de cinq à ſix travers de doigt en ſe portant obliquement du milieu de l'abdomen à la partie latérale droite, où eſt l'ouverture du foie, par laquelle il doit entrer.

En pénétrant dans ce viscère, à côté
du canal hépatique, ce même tronc
se partage en deux ou trois grosses
branches qui se plongent dans sa substance : elles s'y ramifient de manière,
qu'elles répondent aux grains pulpeux
& glanduleux qui composent ce viscère, ainsi qu'aux extrémités des veines hépatiques.

DE LA VEI-
NE PORTE.

Celles-ci reçoivent le sang de la
petite veine porte pour le transmettre
dans la veine cave, & le conduire
dans le torrent de la circulation.

Le lieu où se fait la réünion de
toutes les ramifications, je veux dire,
le tronc de la veine porte, est enve-
loppé d'une production du peritoine
nommée dans l'homme la capsule de
Glisson ; & cette membrane, qui contient aussi l'artère & le nerf hépatique, & qui est infiniment moins forte dans l'Animal, accompagne ces
vaisseaux dans le foie jusques à leurs
dernières divisions.

Je crois au surplus, en finissant &
en terminant cet Abbrégé Angeïologique, ne devoir pas vous taire une singularité qu'il est important que vous
sçachiez.

Dd iiij

Dans le fetus la veine porte reçoit une veine séparée que l'on nomme la veine ombilicale, vû qu'elle forme une partie du cordon ombilical, & qu'elle s'insinuë dans l'abdomen par l'anneau de l'ombilic.

Cette veine, qui vient du placenta, après avoir traversé cet anneau, se glisse en dehors du peritoine & dans son tissu cellulaire, en se collant à la face postérieure du diaphragme jusques à une échancrure du foie, par où elle s'enfonce dans ce viscère pour répandre le sang qu'elle contient dans le prémier tronc qui résulte du sinus, & pour que ce même sang soit versé dans la veine cave.

Mais afin qu'il y parvienne plutôt & sans être obligé de parcourir toute l'étenduë des ramifications de la veine porte hépatique, il est à cette dernière branche un canal appellé le canal veineux, qui transmet immédiatement ce sang dans la veine cave, en s'abouchant avec un des plus gros rameaux des veines hépatiques dépendantes de cette même veine.

La longueur de ce canal est d'environ deux travers de doigt, quel-

quefois plus, selon la distance qui est
entre la veine porte hépatique & la
branche la plus prochaine de la veine cave.

Il n'est point tellement enfoncé
dans la substance de ce viscère, qu'il
ne paroisse souvent à l'extérieur, à la
partie concave , & au dessus de l'endroit que l'on nomme la porte du
foie.

Enfin cette veine ombilicale, & ce
canal , qui ne sont d'usage que dans
le fetus, s'obliterent entièrement dans
le Poulain & dans le Cheval , & ne
semblent dans la suite que des espéces de ligamens blanchâtres.

*Fin de la prémière Partie du
second Volume.*

ERRATA.

Page 149. *lig.* 12. après un attachement, *lisez* attouchement.
Page 361. *lig.* 8. accompagnent encore
celle des branches, *lisez* des bron-
ches.

TABLE ALPHABETIQUE

Des matières contenuës dans ce Volume.

A

C

D

E

F

H

D'où

N

O

Ff iij

S

T

Z

Fin de la Table.

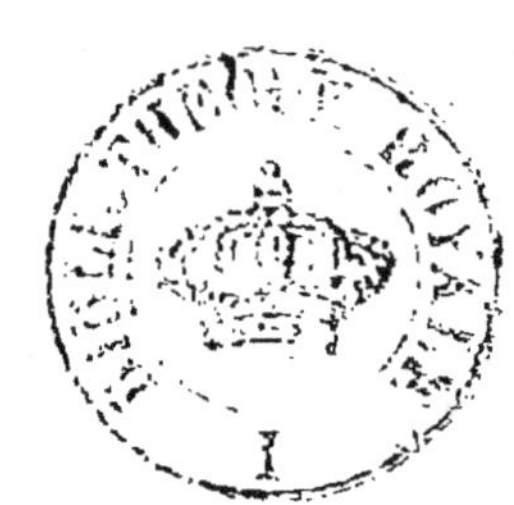

APPROBATION

DU CENSEUR ROYAL.

J'Ai lu par ordre de Monseigneur le Chancelier la première Partie du Tome second des ELEMENS D'HIPPIATRIQUE, & j'en ai porté le même jugement que du Tome prémier. A Paris, le 12. Avril 1750.

BRUHIER.

PRIVILEGE GENERAL.

LOUIS PAR LA GRACE DE DIEU ROY DE FRANCE ET DE NAVARRE : A nos Amés & Féaux Conseillers, les Gens tenans nos Cours de Parlement, Maîtres des Requêtes ordinaires de notre Hôtel, Grand Conseil, Prévôt de Paris, Baillifs, Sénéchaux, leurs Lieutenans Civils, & autres nos Justiciers, qu'il appartiendra, SALUT. Notre bien Amé le sieur BOURGELAT, Notre Ecuyer, & Chef de l'Académie établie à Lyon, Nous a fait exposer qu'il desireroit faire imprimer & donner au Public un Ouvrage de sa composition

qui à pour titre, *Elémens d'Hippiatrique,
ou nouveau Cours des principes sur la ma-
ladie des Chevaux*: s'il Nous plaisoit lui accorder nos Lettres de Privilége pour ce néceffaires. A CES CAUSES, voulant favorable-
ment traiter l'Exposant, Nous lui avons permis & permettons par ces Présentes de faire
imprimer sondit Ouvrage en un ou plusieurs
Volumes, & autant de fois que bon lui
semblera, & de le faire vendre & débiter
par tout notre Roïaume pendant le tems de
neuf années consécutives, à compter du jour
de la date desdites Présentes. FAISONS défenses
à tous Libraires, Imprimeurs, & autres personnes, de quelque qualité & condition
qu'elles soient, d'en introduire d'impression
étrangère dans aucun lieu de notre obéïf-
sance; comme aussi d'imprimer, ou faire imprimer, vendre, faire vendre, débiter ni contre-
faire ledit Ouvrage, ni d'en faire aucun Extrait,
sous quelque prétexte que ce soit d'augmentation, correction, changement, ou autres, sans
la permission expresse & par écrit dudit Exposant ou de ceux qui auront droit de lui,
à peine de confiscation des Exemplaires con-
trefaits, de trois mille livres d'amende contre
chacun des contrevenans, dont un tiers à
Nous, un tiers à l'Hôtel-Dieu de Paris, &
l'autre tiers audit Exposant, ou à celui qui
aura droit de lui, & de tous dépens, dom-
mages & interêts: A LA CHARGE que ces Présentes seront enregistrées tout au long sur le
Registre de la Communauté des Libraires &
Imprimeurs de Paris dans trois mois de la

date d'icelles ; que l'impreſſion dudit Ouvrage ſera faite dans notre Roïaume & non
ailleurs , en bon papier & beaux caractères ;
conformément à la feuille imprimée attachée
pour modéle ſous le contre-ſcel deſdites Préſentes ; que l'Impétrant ſe conformera en tout aux
Règlemens de la Librairie , & notamment à
celui du 10. Avril 1725. qu'avant de l'expoſer
en vente , le Manuſcrit qui aura ſervi de copie à l'impreſſion dudit Ouvrage ſera remis ,
dans le même état où l'Approbation y aura
été donnée , ès mains de notre très-cher &
Féal Chevalier le ſieur Dagueſſeau Chancelier
de France , Commandeur de nos ordres ; &
qu'il en ſera enſuite remis deux Exemplaires
dans notre Bibliothéque publique , un dans
celle de notre Château du Louvre , & un dans
celle de notre très-cher & Féal Chevalier le
ſieur Dagueſſeau Chancelier de France : le tout
à peine de nullité deſdites Préſentes. Du C O N-
TENU deſquelles vous mandons & enjoig-
nons de faire jouïr ledit Expoſant & ſes aïant
cauſe pleinement & paiſiblement , ſans ſouffrir qu'il leur ſoit fait aucun trouble ou empê-
chement. Voulons que la Copie deſdites Préſentes , qui ſera imprimée tout au long au commencement ou à la fin dudit Ouvrage , ſoit
tenuë pour dûëment ſignifiée , & qu'aux Copies
collationnées par l'un de nos Amés & Féaux
Conſeillers & Secrétaires foi ſoit ajoûtée comme à l'Original. C O M M A N D O N S au prémier
notre Huiſſier ou Sergent ſur ce requis, de faire
pour l'exécution d'icelles tous Actes requis &
néceſſaires , ſans demander autre permiſſion ,

& nonòbſtant clameur de Haro, Chartre Nor-
mande, & Lettres à ce contraires. C A R tel eſt
notre plaiſir. D O N N E' à Fontainebleau le
dix-huitième jour du mois d'Octobre, l'An
de Grace mil ſept cent quarante-neuf, & de
notre Regne le trente-cinquième.

PAR LE ROI EN SON CONSEIL.

S A I N S O N.

*Regiſtré ſur le Regiſtre douze de la Chambre Roïa-
le & Sindicale des Libraires & Imprimeurs de Paris, N°. 338. fol. 220. conformément au Règlement
de 1723. qui fait défenſe, Art. 4. à toutes perſonnes, de quelque qualité qu'elles ſoient, autres
que les Libraires & Imprimeurs, de vendre,
débiter, & faire afficher aucuns livres pour les
vendre en leur nom, ſoit qu'ils s'en diſent
les auteurs ou autrement, & à la charge de fournir à la ſuſdite Chambre huit Exemplaires
preſcrits par l'Article 108. du même Règlement.
A Paris, le 26. Octobre 1749.*

LEGRAS , *Sindic.*

*Le préſent Privilége a été cédé par Monſieur
BOURGELAT aux Sieurs HENRI DECLAUSTRE
& FRERES DUPLAIN, Libraires à Lyon, ſuivant
les conventions faites entr'eux.*

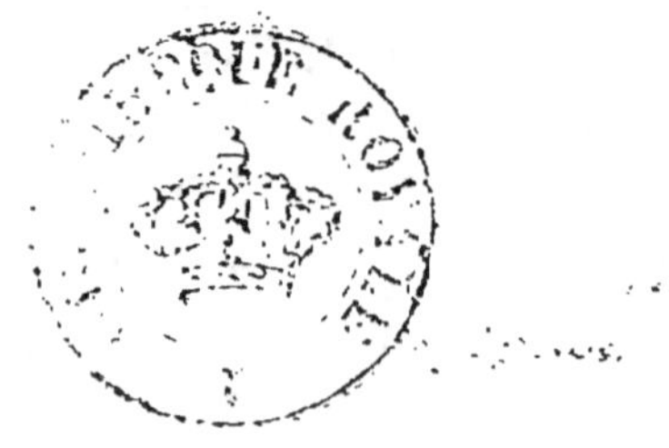